Libro di bordo dell'emicrania

Quando si riesce a identificare il punto in cui fa male, si può capire perché fa male. Questo libro può aiutarvi a tenere traccia dei vostri sintomi e a trovare un sollievo efficace o a decidere se avete bisogno di consultare un medico.

Libro di bordo dell'emicrania

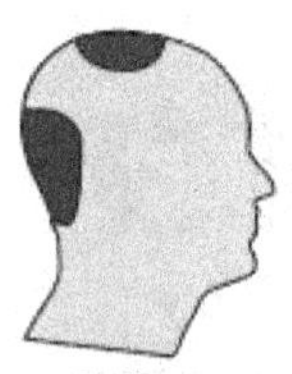
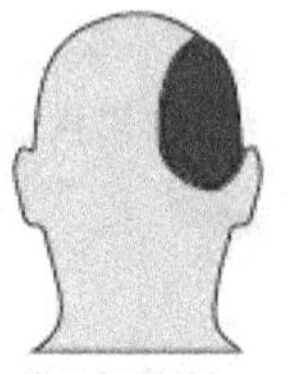
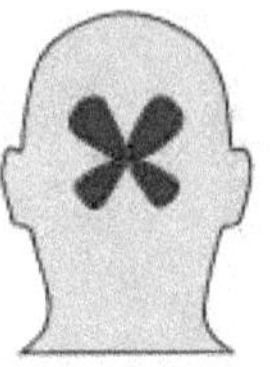
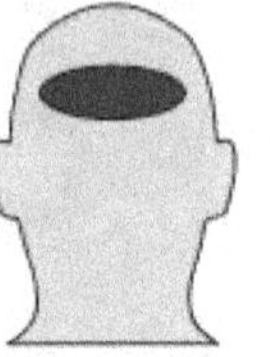
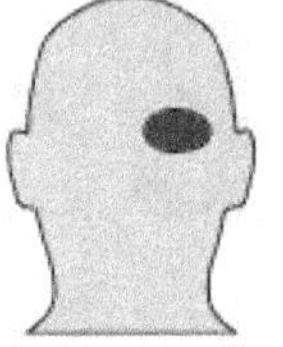
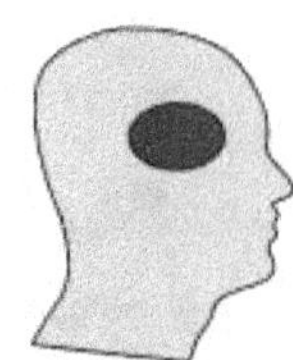

| Collo | Emicrania | Sinus | Tenasione | Grappolo | ATM |

DATA:______________   TEMPO [ ]:____________ __________

☐ ☐ ☐ ☐ ☐ ☐   🌡 __________

Gravità del dolore

1	2	3	4	5	6	7	8	9	10

Grilletto

☐ Fame	☐ L'insonnia
☐ Luci luminose	☐ Malattia
☐ Caffè	☐ Stanchezza
☐ Stress al lavoro	☐ Odori/ Profumi
☐ Stress a casa	☐ Movimento
☐ Pasti saltati	☐ Affaticamento degli occhi
☐ Ansia	☐ ________________

Misure di soccorso

Farmaci	
Acqua	
Dormire	
Esercizio	
Altro	
Altro	

Note: _______________________________________

Libro di bordo dell'emicrania

Libro di bordo dell'emicrania

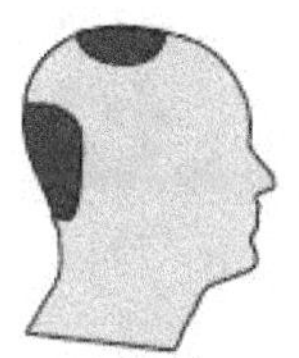
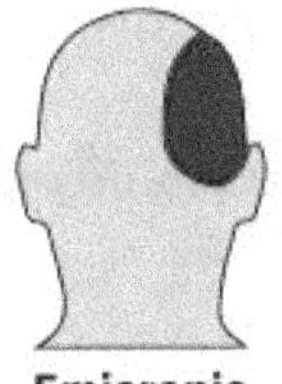
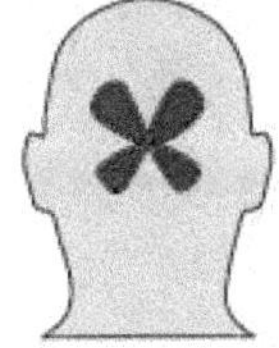
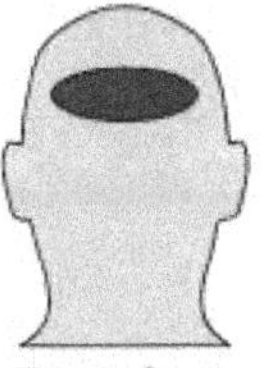
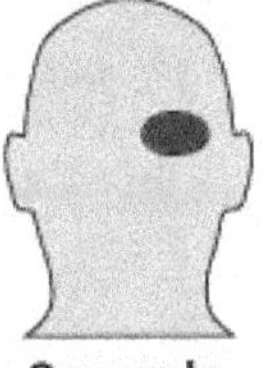
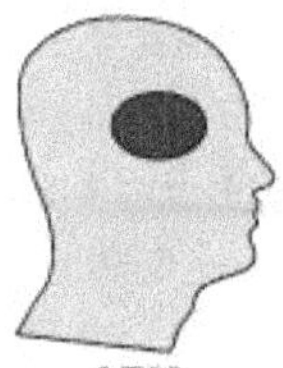

Collo	Emicrania	Sinus	Tenasione	Grappolo	ATM

DATA:______________________ **TEMPO [ ]:**_______________ _______________

☐ ☐ ☐ ☐ ☐ ☐ 🌡 _______________

Gravità del dolore

1	2	3	4	5	6	7	8	9	10

Grilletto

☐ Fame
☐ Luci luminose
☐ Caffè
☐ Stress al lavoro
☐ Stress a casa
☐ Pasti saltati
☐ Ansia

☐ L'insonnia
☐ Malattia
☐ Stanchezza
☐ Odori/ Profumi
☐ Movimento
☐ Affaticamento degli occhi
☐ ________________________

Misure di soccorso

Farmaci	
Acqua	
Dormire	
Esercizio	
Altro	
Altro	

Note: ____

Libro di bordo dell'emicrania

Libro di bordo dell'emicrania

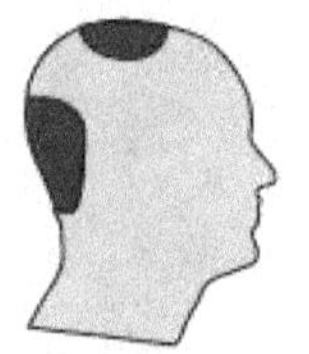 Collo
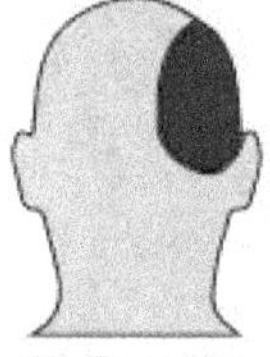 Emicrania
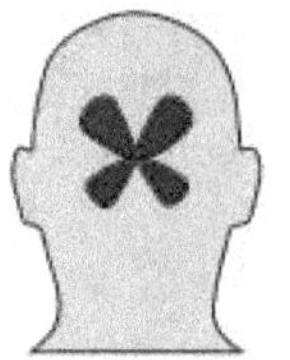 Sinus
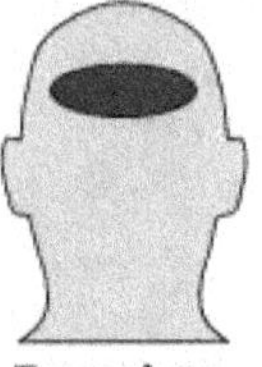 Tenasione
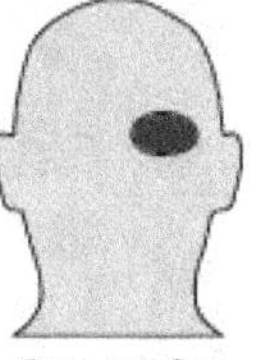 Grappolo
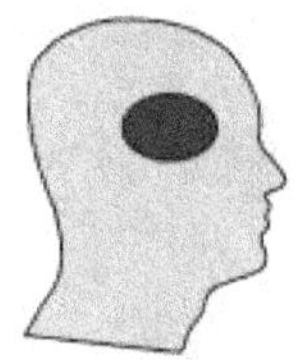 ATM

DATA:___________________   TEMPO [ ]:___________   ___________

Gravità del dolore

1	2	3	4	5	6	7	8	9	10

Grilletto

- ☐ Fame
- ☐ Luci luminose
- ☐ Caffè
- ☐ Stress al lavoro
- ☐ Stress a casa
- ☐ Pasti saltati
- ☐ Ansia

- ☐ L'insonnia
- ☐ Malattia
- ☐ Stanchezza
- ☐ Odori/ Profumi
- ☐ Movimento
- ☐ Affaticamento degli occhi
- ☐ ___________________

Misure di soccorso

Farmaci	
Acqua	
Dormire	
Esercizio	
Altro	
Altro	

Note: ___________________

Libro di bordo dell'emicrania

Libro di bordo dell'emicrania

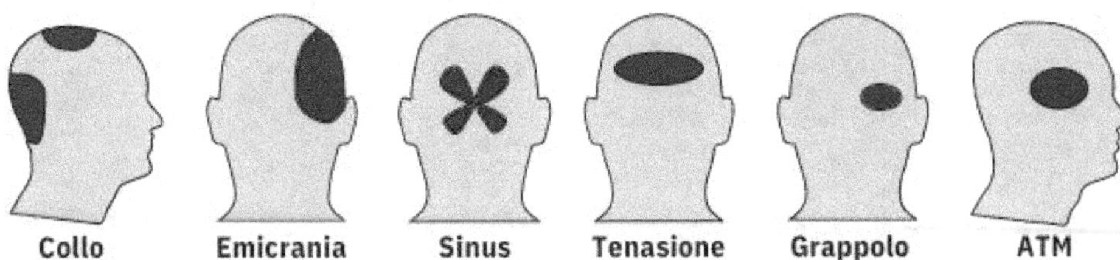

DATA:_______________ TEMPO [ ]:__________ __________

☐ ☐ ☐ ☐ ☐ ☐ 🌡️ __________

Gravità del dolore

1	2	3	4	5	6	7	8	9	10

Grilletto

☐	Fame	☐	L'insonnia
☐	Luci luminose	☐	Malattia
☐	Caffè	☐	Stanchezza
☐	Stress al lavoro	☐	Odori/ Profumi
☐	Stress a casa	☐	Movimento
☐	Pasti saltati	☐	Affaticamento degli occhi
☐	Ansia	☐	_______________

Misure di soccorso

Farmaci	
Acqua	
Dormire	
Esercizio	
Altro	
Altro	

Note: ____

Libro di bordo dell'emicrania

Libro di bordo dell'emicrania

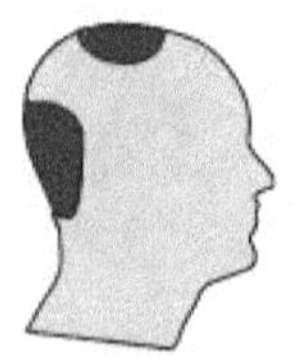
Collo

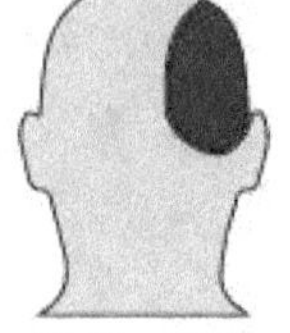
Emicrania

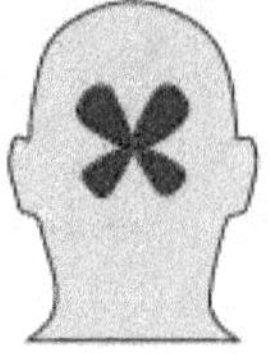
Sinus

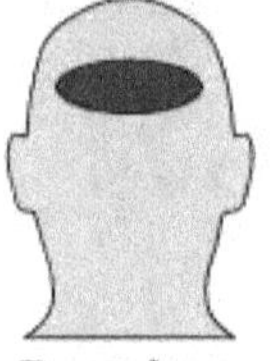
Tenasione

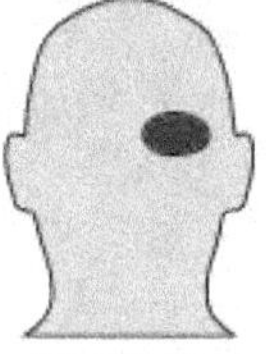
Grappolo

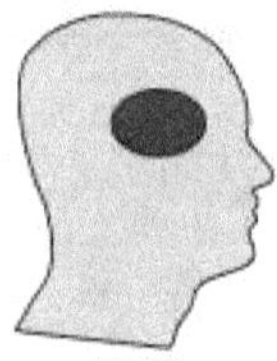
ATM

DATA:_______________   TEMPO [ ]:_________   _________

☐   ☐   ☐   ☐   ☐   ☐   🌡_________

Gravità del dolore

1	2	3	4	5	6	7	8	9	10

Grilletto

☐ Fame		☐ L'insonnia
☐ Luci luminose		☐ Malattia
☐ Caffè		☐ Stanchezza
☐ Stress al lavoro		☐ Odori/ Profumi
☐ Stress a casa		☐ Movimento
☐ Pasti saltati		☐ Affaticamento degli occhi
☐ Ansia		☐ _______________

Misure di soccorso

Farmaci	
Acqua	
Dormire	
Esercizio	
Altro	
Altro	

Note: _______________________________

Libro di bordo dell'emicrania

Libro di bordo dell'emicrania

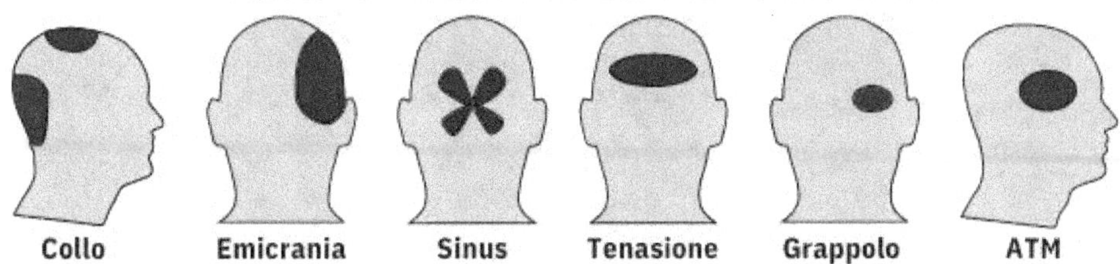

DATA:_______________   TEMPO [ ]:___________   __________

☐   ☐   ☐   ☐   ☐   ☐   ___________

Gravità del dolore

1	2	3	4	5	6	7	8	9	10

Grilletto

☐ Fame	☐ L'insonnia
☐ Luci luminose	☐ Malattia
☐ Caffè	☐ Stanchezza
☐ Stress al lavoro	☐ Odori/ Profumi
☐ Stress a casa	☐ Movimento
☐ Pasti saltati	☐ Affaticamento degli occhi
☐ Ansia	☐ ___________

Misure di soccorso

Farmaci	
Acqua	
Dormire	
Esercizio	
Altro	
Altro	

Note: _______________________________

Libro di bordo dell'emicrania

Libro di bordo dell'emicrania

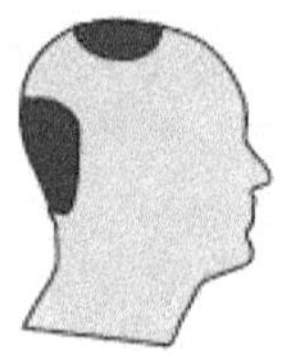
Collo

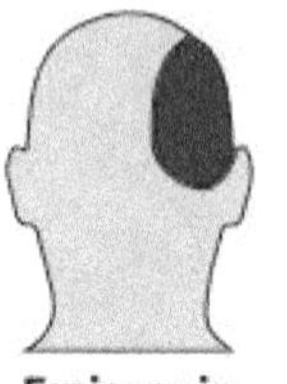
Emicrania

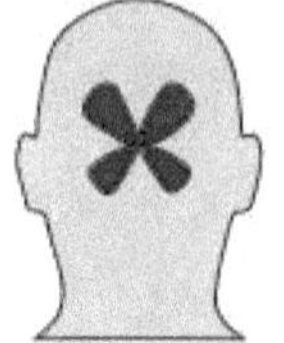
Sinus

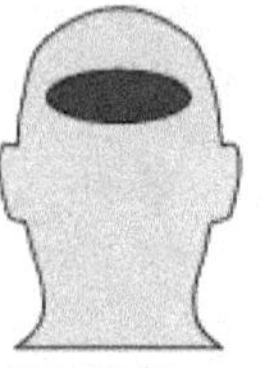
Tenasione

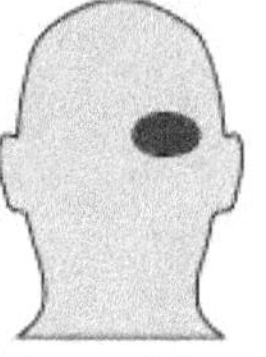
Grappolo

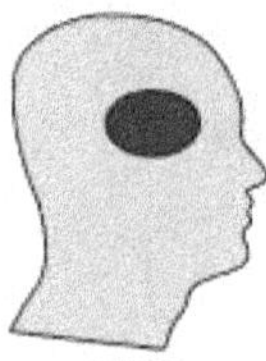
ATM

DATA:______________________   TEMPO [ ]:____________   ____________

☐   ☐   ☐   ☐   ☐   ☐

Gravità del dolore

1	2	3	4	5	6	7	8	9	10

Grilletto

☐ Fame   ☐ L'insonnia

☐ Luci luminose   ☐ Malattia

☐ Caffè   ☐ Stanchezza

☐ Stress al lavoro   ☐ Odori/ Profumi

☐ Stress a casa   ☐ Movimento

☐ Pasti saltati   ☐ Affaticamento degli occhi

☐ Ansia   ☐ __________________

Misure di soccorso

Farmaci	
Acqua	
Dormire	
Esercizio	
Altro	
Altro	

Note: __________________________

Libro di bordo dell'emicrania

Libro di bordo dell'emicrania

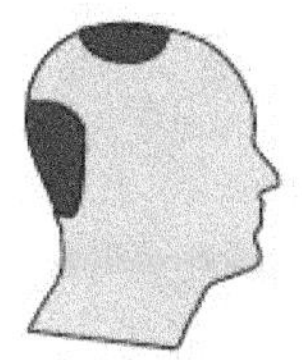
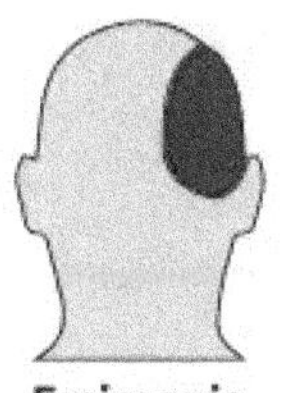
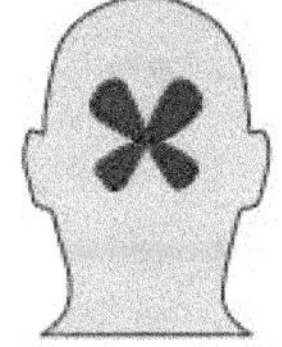
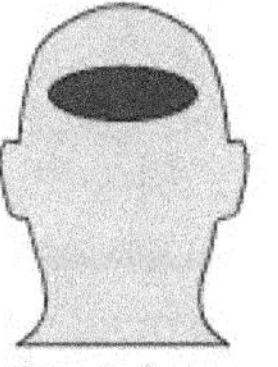
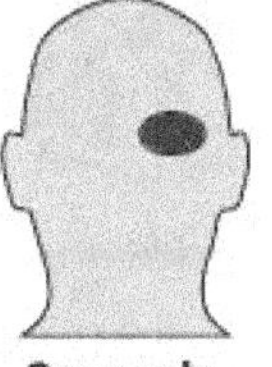
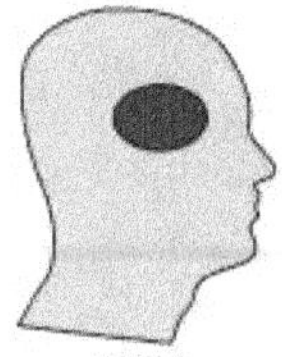

Collo   Emicrania   Sinus   Tenasione   Grappolo   ATM

DATA:______________   **TEMPO [ ]:**____________ ____________

☐   ☐   ☐   ☐   ☐   ☐   🌡 ________

Gravità del dolore

1	2	3	4	5	6	7	8	9	10

Grilletto

☐ Fame   ☐ L'insonnia

☐ Luci luminose   ☐ Malattia

☐ Caffè   ☐ Stanchezza

☐ Stress al lavoro   ☐ Odori/ Profumi

☐ Stress a casa   ☐ Movimento

☐ Pasti saltati   ☐ Affaticamento degli occhi

☐ Ansia   ☐ ________________

Misure di soccorso

Farmaci	
Acqua	
Dormire	
Esercizio	
Altro	
Altro	

Note: ____

Libro di bordo dell'emicrania

Libro di bordo dell'emicrania

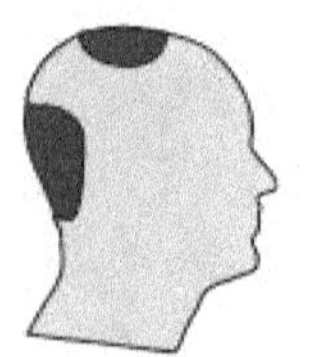

Collo

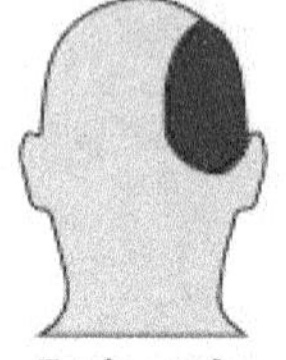

Emicrania

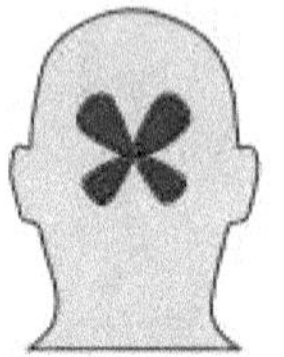

Sinus

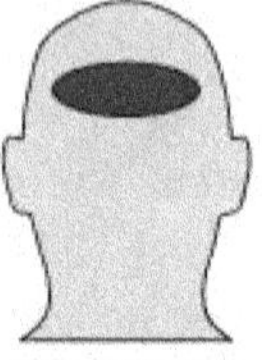

Tenasione

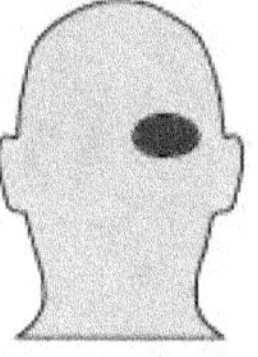

Grappolo

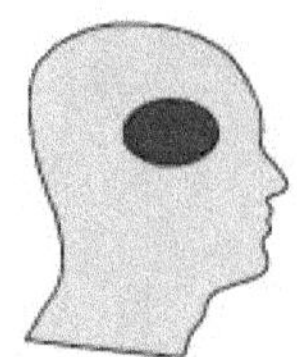

ATM

DATA: _______________ **TEMPO [ ]:** _______________

☀ ☐ ☁ ☐ ⛅ ☐ 🌦 ☐ 🌧 ☐ 🌨 ☐ 🌡 _______

Gravità del dolore

1	2	3	4	5	6	7	8	9	10

Grilletto

☐ Fame ☐ L'insonnia

☐ Luci luminose ☐ Malattia

☐ Caffè ☐ Stanchezza

☐ Stress al lavoro ☐ Odori/ Profumi

☐ Stress a casa ☐ Movimento

☐ Pasti saltati ☐ Affaticamento degli occhi

☐ Ansia ☐ _______________

Misure di soccorso

Farmaci	
Acqua	
Dormire	
Esercizio	
Altro	
Altro	

Note: _______________

Libro di bordo dell'emicrania

Libro di bordo dell'emicrania

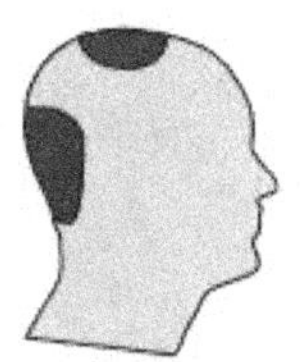

Collo

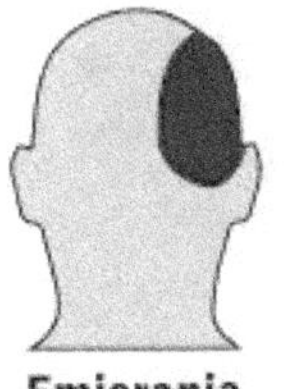

Emicrania

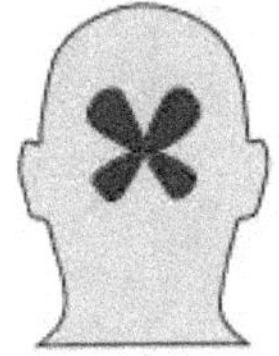

Sinus

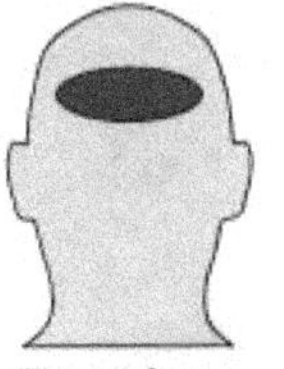

Tenasione

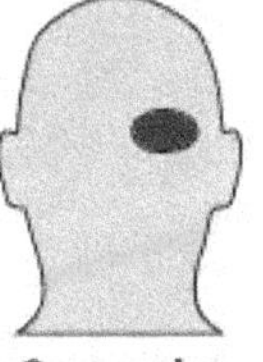

Grappolo

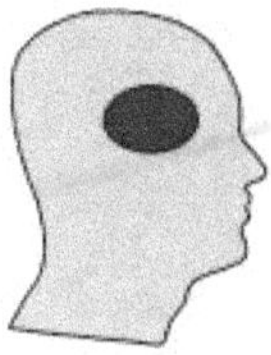

ATM

DATA:________________ TEMPO [ ]:________________ ________________

☀ ☐   ⛅ ☐   🌥 ☐   🌦 ☐   🌧 ☐   🌨 ☐   🌡 ________________

Gravità del dolore

1	2	3	4	5	6	7	8	9	10

Grilletto

☐ Fame

☐ Luci luminose

☐ Caffè

☐ Stress al lavoro

☐ Stress a casa

☐ Pasti saltati

☐ Ansia

☐ L'insonnia

☐ Malattia

☐ Stanchezza

☐ Odori/ Profumi

☐ Movimento

☐ Affaticamento degli occhi

☐ ________________

Misure di soccorso

Farmaci	
Acqua	
Dormire	
Esercizio	
Altro	
Altro	

Note: ________________

Libro di bordo dell'emicrania

Libro di bordo dell'emicrania

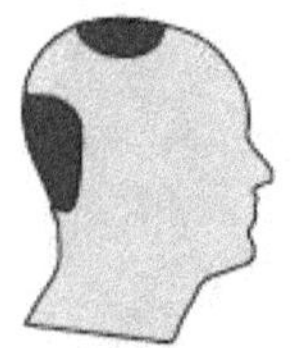 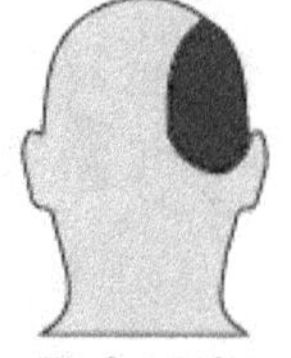 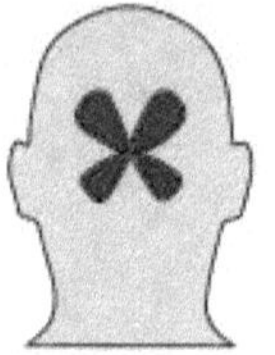 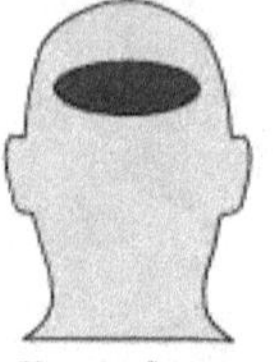 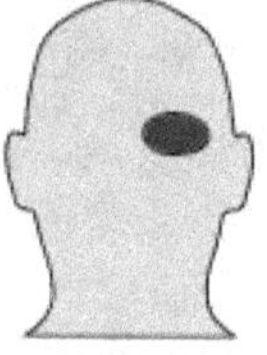 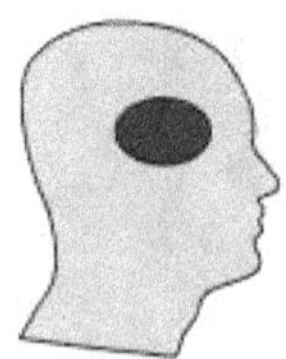

Collo	Emicrania	Sinus	Tenasione	Grappolo	ATM

DATA:________________ TEMPO [ ]:__________ __________

☐ ☐ ☐ ☐ ☐ ☐ ___________

Gravità del dolore

1	2	3	4	5	6	7	8	9	10

Grilletto

☐ Fame
☐ Luci luminose
☐ Caffè
☐ Stress al lavoro
☐ Stress a casa
☐ Pasti saltati
☐ Ansia

☐ L'insonnia
☐ Malattia
☐ Stanchezza
☐ Odori/ Profumi
☐ Movimento
☐ Affaticamento degli occhi
☐ ________________

Misure di soccorso

Farmaci	
Acqua	
Dormire	
Esercizio	
Altro	
Altro	

Note: ________________________________

Libro di bordo dell'emicrania

Libro di bordo dell'emicrania

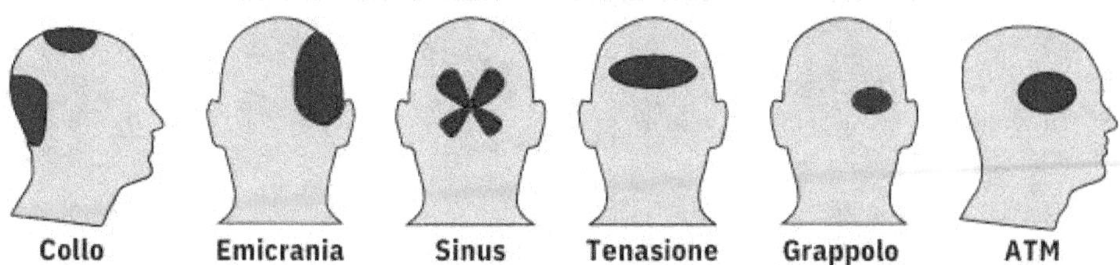

DATA:______________________   TEMPO [ ]:__________   __________

Gravità del dolore

1	2	3	4	5	6	7	8	9	10

Grilletto

- [ ] Fame
- [ ] Luci luminose
- [ ] Caffè
- [ ] Stress al lavoro
- [ ] Stress a casa
- [ ] Pasti saltati
- [ ] Ansia

- [ ] L'insonnia
- [ ] Malattia
- [ ] Stanchezza
- [ ] Odori/ Profumi
- [ ] Movimento
- [ ] Affaticamento degli occhi
- [ ] ______________

Misure di soccorso

Farmaci	
Acqua	
Dormire	
Esercizio	
Altro	
Altro	

Note: ____

Libro di bordo dell'emicrania

Libro di bordo dell'emicrania

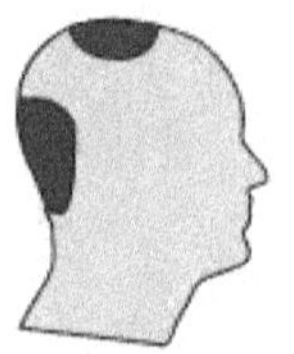 Collo

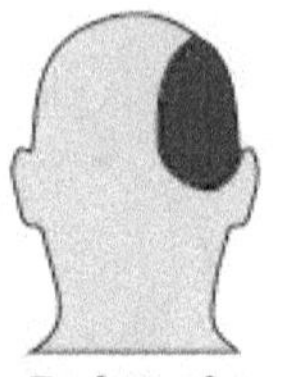 Emicrania

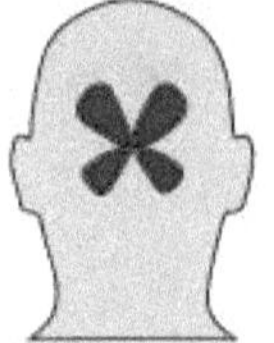 Sinus

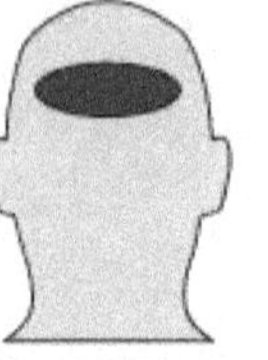 Tenasione

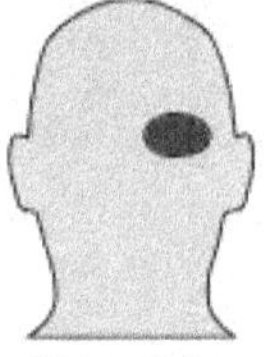 Grappolo

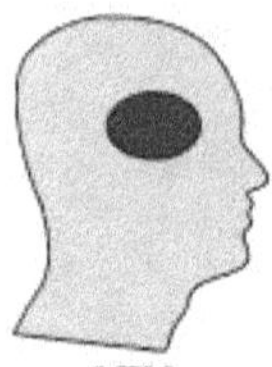 ATM

DATA:______________________   TEMPO [ ]:______________   ____________

☐   ☐   ☐   ☐   ☐   ☐   🌡 ____________

Gravità del dolore

1	2	3	4	5	6	7	8	9	10

Grilletto

☐ Fame   ☐ L'insonnia

☐ Luci luminose   ☐ Malattia

☐ Caffè   ☐ Stanchezza

☐ Stress al lavoro ☐ Odori/ Profumi

☐ Stress a casa   ☐ Movimento

☐ Pasti saltati   ☐ Affaticamento degli occhi

☐ Ansia   ☐ ________________

Misure di soccorso

Farmaci	
Acqua	
Dormire	
Esercizio	
Altro	
Altro	

Note: ________________________

Libro di bordo dell'emicrania

Libro di bordo dell'emicrania

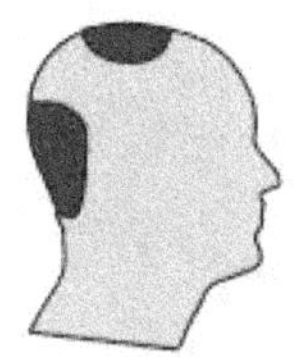

Collo

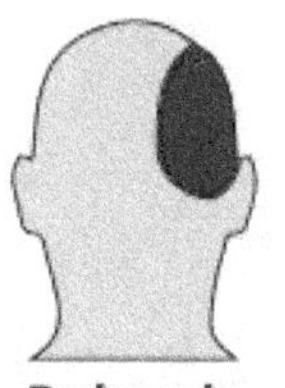

Emicrania

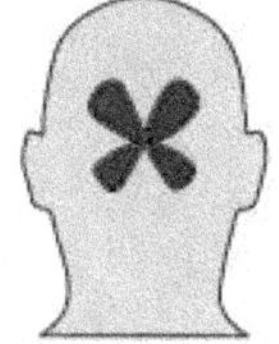

Sinus

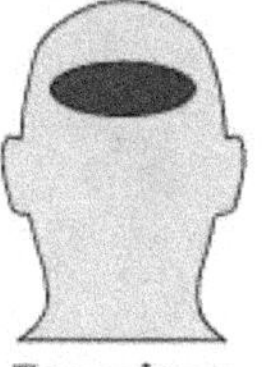

Tenasione

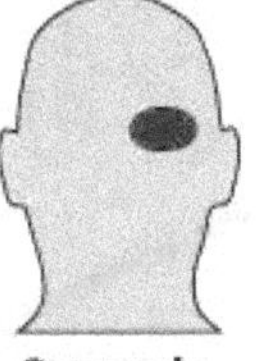

Grappolo

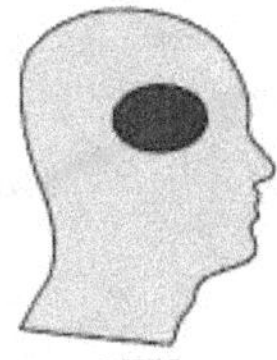

ATM

DATA:________________   TEMPO [ ]:__________   __________

☀ ☐   ☁ ☐   ⛅ ☐   🌦 ☐   🌧 ☐   🌨 ☐   🌡 __________

Gravità del dolore

1	2	3	4	5	6	7	8	9	10

Grilletto

☐ Fame	☐ L'insonnia
☐ Luci luminose	☐ Malattia
☐ Caffè	☐ Stanchezza
☐ Stress al lavoro	☐ Odori/ Profumi
☐ Stress a casa	☐ Movimento
☐ Pasti saltati	☐ Affaticamento degli occhi
☐ Ansia	☐ __________________

Misure di soccorso

Farmaci	
Acqua	
Dormire	
Esercizio	
Altro	
Altro	

Note: ________________________________

Libro di bordo dell'emicrania

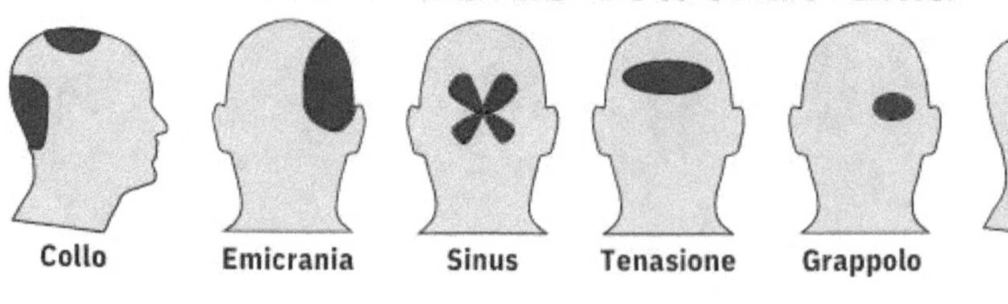

DATA:____________________   TEMPO [ ]:____________   ____________

Gravità del dolore

1	2	3	4	5	6	7	8	9	10

Grilletto

☐ Fame   ☐ L'insonnia

☐ Luci luminose   ☐ Malattia

☐ Caffè   ☐ Stanchezza

☐ Stress al lavoro   ☐ Odori/ Profumi

☐ Stress a casa   ☐ Movimento

☐ Pasti saltati   ☐ Affaticamento degli occhi

☐ Ansia   ☐ ____________________

Misure di soccorso

Farmaci	
Acqua	
Dormire	
Esercizio	
Altro	
Altro	

Note: ____________________

Libro di bordo dell'emicrania

Libro di bordo dell'emicrania

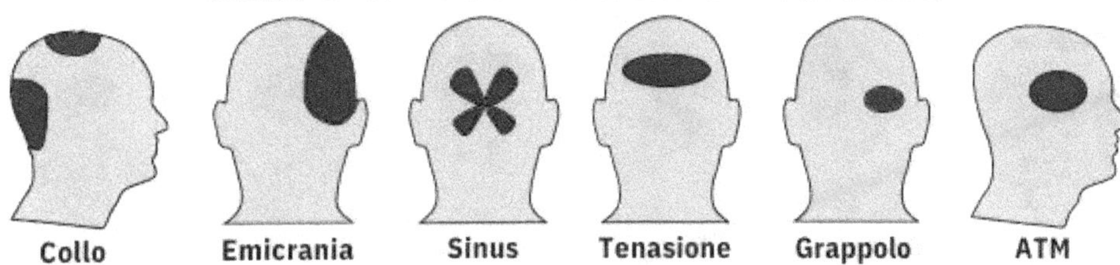

DATA:_______________   TEMPO [ ]:___________   ___________

☐   ☐   ☐   ☐   ☐   ☐

Gravità del dolore

1	2	3	4	5	6	7	8	9	10

Grilletto

☐ Fame	☐ L'insonnia
☐ Luci luminose	☐ Malattia
☐ Caffè	☐ Stanchezza
☐ Stress al lavoro	☐ Odori/ Profumi
☐ Stress a casa	☐ Movimento
☐ Pasti saltati	☐ Affaticamento degli occhi
☐ Ansia	☐ __________

Misure di soccorso

Farmaci	
Acqua	
Dormire	
Esercizio	
Altro	
Altro	

Note: _______________________

Libro di bordo dell'emicrania

Libro di bordo dell'emicrania

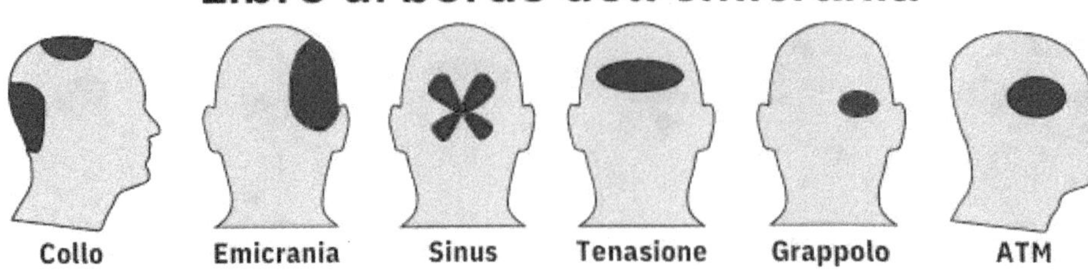

DATA:______________________   TEMPO [ ]:__________   __________

Gravità del dolore

1	2	3	4	5	6	7	8	9	10

Grilletto

- ☐ Fame
- ☐ Luci luminose
- ☐ Caffè
- ☐ Stress al lavoro
- ☐ Stress a casa
- ☐ Pasti saltati
- ☐ Ansia

- ☐ L'insonnia
- ☐ Malattia
- ☐ Stanchezza
- ☐ Odori/ Profumi
- ☐ Movimento
- ☐ Affaticamento degli occhi
- ☐ ______________

Misure di soccorso

Farmaci	
Acqua	
Dormire	
Esercizio	
Altro	
Altro	

Note: ____

Libro di bordo dell'emicrania

Libro di bordo dell'emicrania

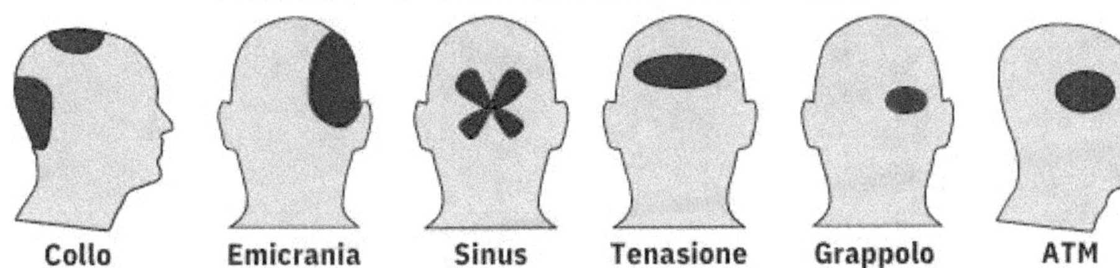

DATA:______________   TEMPO [ ]:____________ ____________

☐ ☐ ☐ ☐ ☐ ☐

Gravità del dolore

1	2	3	4	5	6	7	8	9	10

Grilletto

☐ Fame	☐ L'insonnia
☐ Luci luminose	☐ Malattia
☐ Caffè	☐ Stanchezza
☐ Stress al lavoro	☐ Odori/ Profumi
☐ Stress a casa	☐ Movimento
☐ Pasti saltati	☐ Affaticamento degli occhi
☐ Ansia	☐ ____________

Misure di soccorso

Farmaci	
Acqua	
Dormire	
Esercizio	
Altro	
Altro	

Note: ______________

Libro di bordo dell'emicrania

Libro di bordo dell'emicrania

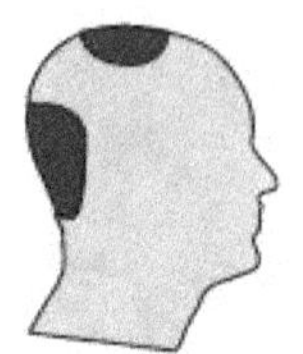

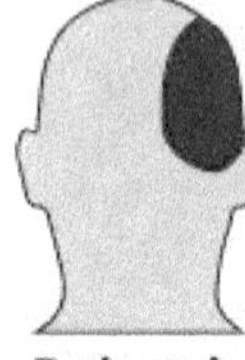

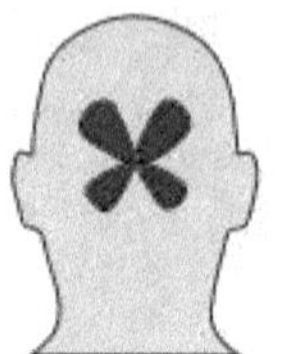

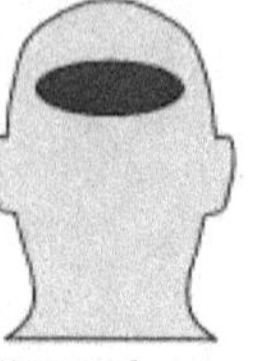

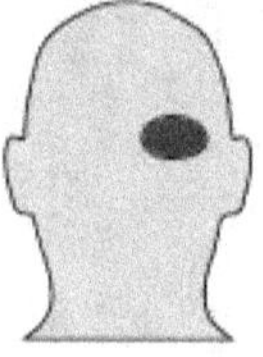

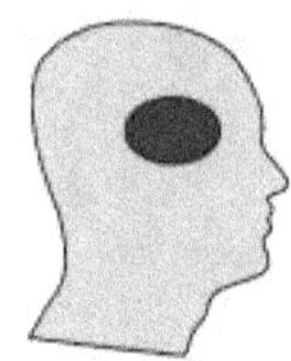

DATA:____________________   TEMPO [ ]:____________________

☐   ☐   ☐   ☐   ☐   ☐

Gravità del dolore

1	2	3	4	5	6	7	8	9	10

Grilletto

☐ Fame

☐ Luci luminose

☐ Caffè

☐ Stress al lavoro

☐ Stress a casa

☐ Pasti saltati

☐ Ansia

☐ L'insonnia

☐ Malattia

☐ Stanchezza

☐ Odori/ Profumi

☐ Movimento

☐ Affaticamento degli occhi

☐ ____________________

Misure di soccorso

Farmaci	
Acqua	
Dormire	
Esercizio	
Altro	
Altro	

Note: ____________________

Libro di bordo dell'emicrania

Libro di bordo dell'emicrania

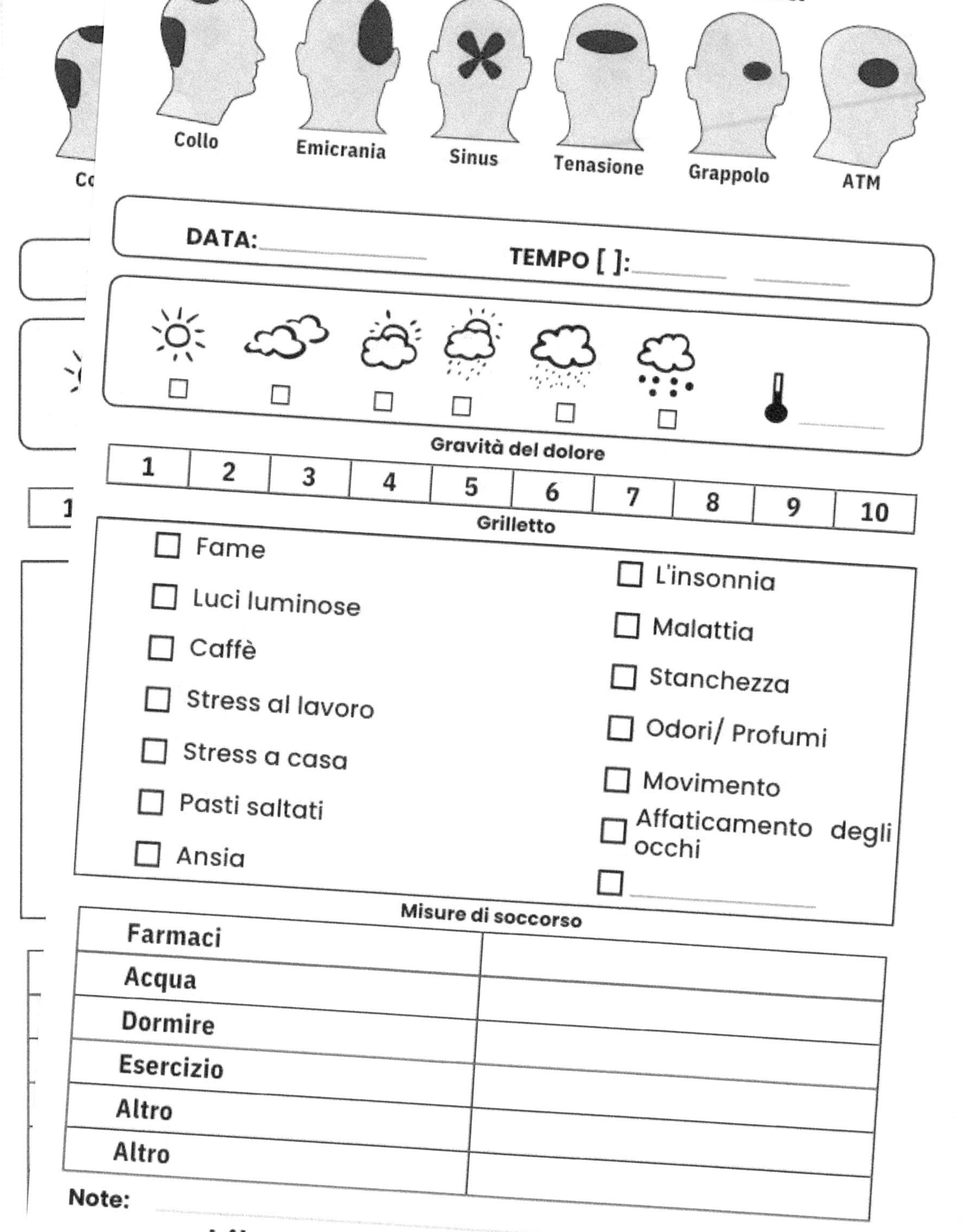

Libro di bordo dell'emicrania

Libro di bordo dell'emicrania

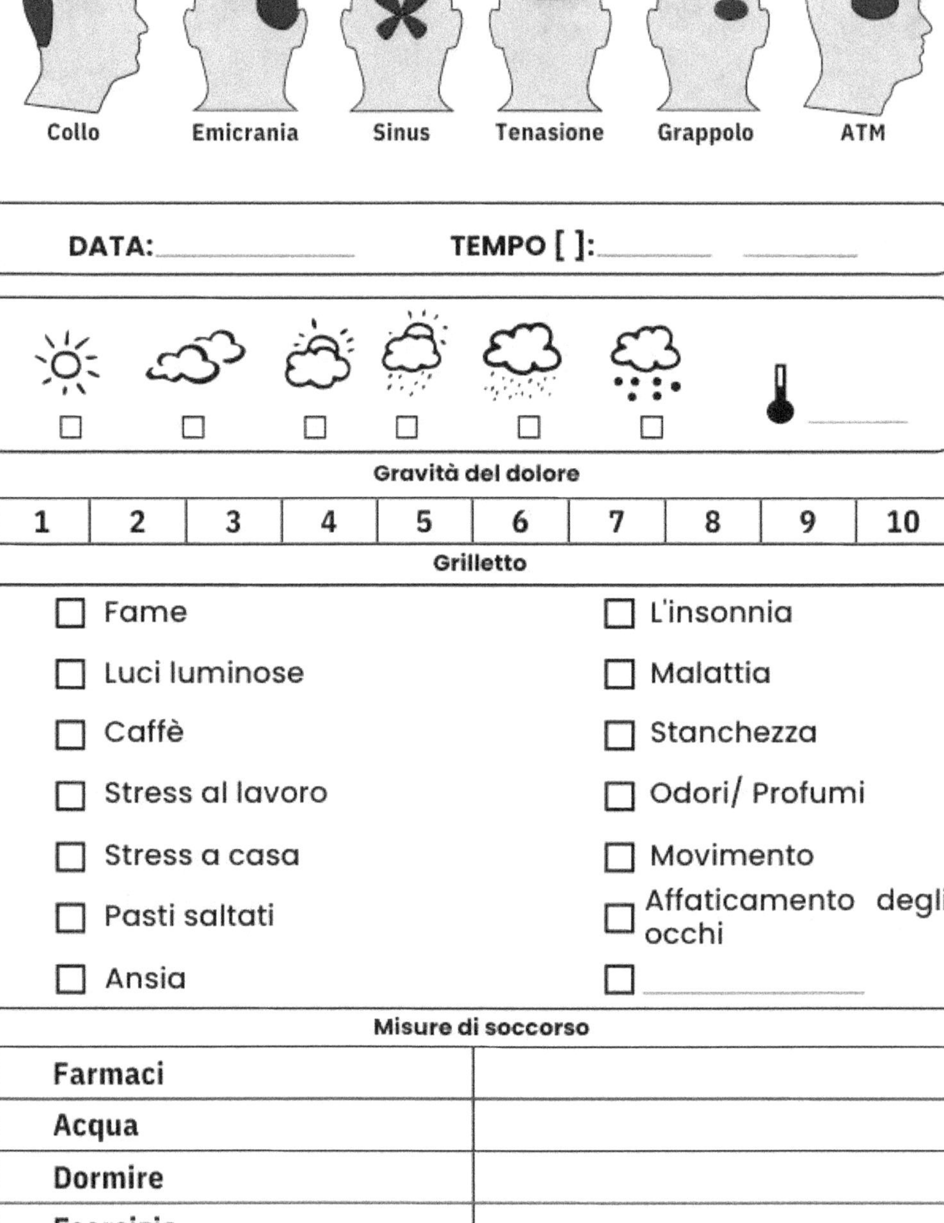

Misure di soccorso

Farmaci	
Acqua	
Dormire	
Esercizio	
Altro	
Altro	

Note: _______________

Libro di bordo dell'emicrania

Libro di bordo dell'emicrania

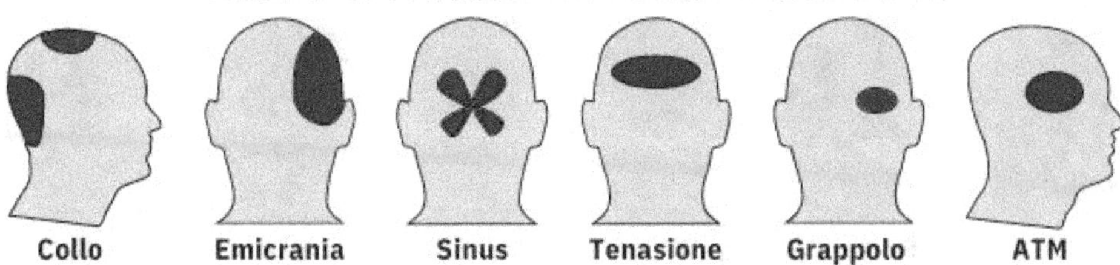

DATA:___________________   TEMPO [ ]:___________   ___________

☐   ☐   ☐   ☐   ☐   ☐   🌡 _________

Gravità del dolore

1	2	3	4	5	6	7	8	9	10

Grilletto

☐ Fame   ☐ L'insonnia

☐ Luci luminose   ☐ Malattia

☐ Caffè   ☐ Stanchezza

☐ Stress al lavoro   ☐ Odori/ Profumi

☐ Stress a casa   ☐ Movimento

☐ Pasti saltati   ☐ Affaticamento degli occhi

☐ Ansia   ☐ _______________

Misure di soccorso

Farmaci	
Acqua	
Dormire	
Esercizio	
Altro	
Altro	

Note: ____

Libro di bordo dell'emicrania

Libro di bordo dell'emicrania

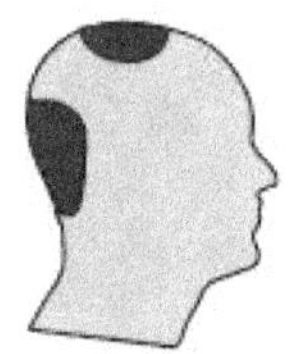 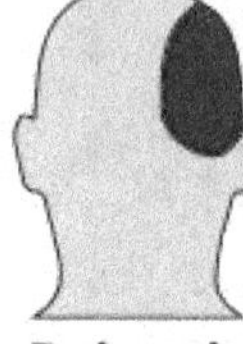 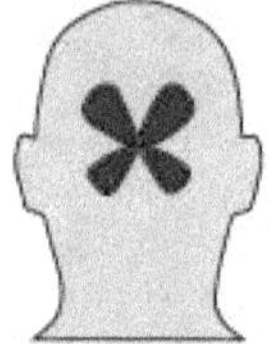 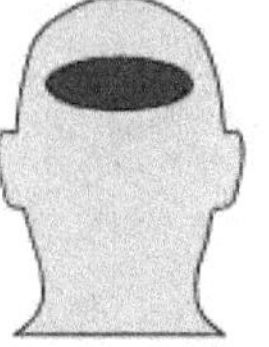 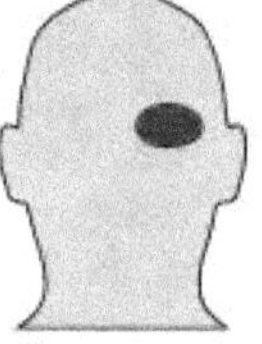 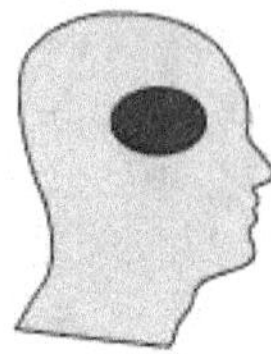

| Collo | Emicrania | Sinus | Tenasione | Grappolo | ATM |

DATA:______________   TEMPO [ ]:__________ __________

☐   ☐   ☐   ☐   ☐   ☐   🌡 _________

Gravità del dolore

1	2	3	4	5	6	7	8	9	10

Grilletto

☐ Fame	☐ L'insonnia
☐ Luci luminose	☐ Malattia
☐ Caffè	☐ Stanchezza
☐ Stress al lavoro	☐ Odori/ Profumi
☐ Stress a casa	☐ Movimento
☐ Pasti saltati	☐ Affaticamento degli occhi
☐ Ansia	☐ _______________

Misure di soccorso

Farmaci	
Acqua	
Dormire	
Esercizio	
Altro	
Altro	

Note: _______________________

Libro di bordo dell'emicrania

Libro di bordo dell'emicrania

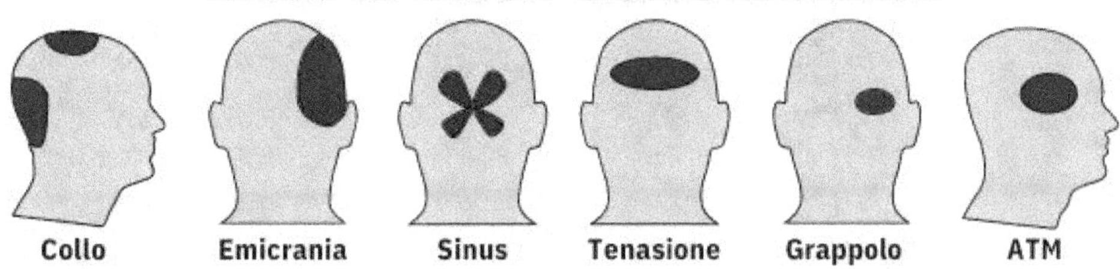

DATA:______________________ TEMPO [ ]:__________ __________

☐ ☐ ☐ ☐ ☐ ☐

Gravità del dolore

1	2	3	4	5	6	7	8	9	10

Grilletto

☐ Fame		☐ L'insonnia
☐ Luci luminose		☐ Malattia
☐ Caffè		☐ Stanchezza
☐ Stress al lavoro		☐ Odori/ Profumi
☐ Stress a casa		☐ Movimento
☐ Pasti saltati		☐ Affaticamento degli occhi
☐ Ansia		☐ ________________

Misure di soccorso

Farmaci	
Acqua	
Dormire	
Esercizio	
Altro	
Altro	

Note: ______________________

Libro di bordo dell'emicrania

Libro di bordo dell'emicrania

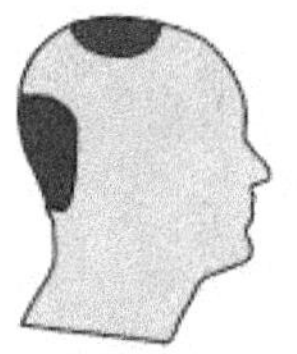
Collo

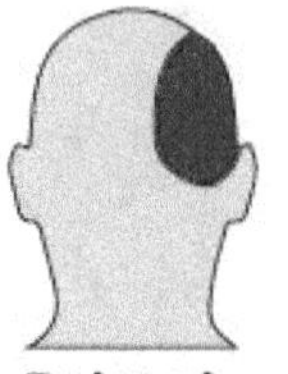
Emicrania

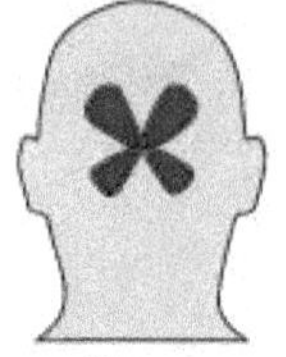
Sinus

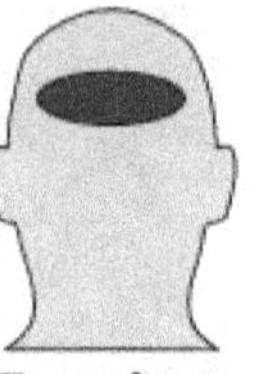
Tenasione

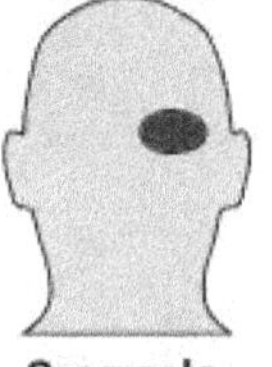
Grappolo

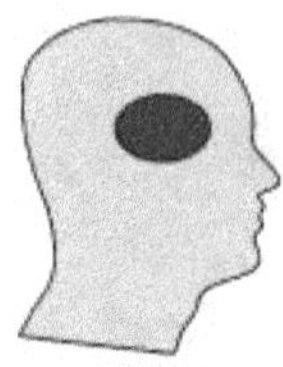
ATM

DATA:_______________   **TEMPO [ ]:**___________   ___________

☐ ☐ ☐ ☐ ☐ ☐ 🌡 ___________

Gravità del dolore

1	2	3	4	5	6	7	8	9	10

Grilletto

☐ Fame	☐ L'insonnia
☐ Luci luminose	☐ Malattia
☐ Caffè	☐ Stanchezza
☐ Stress al lavoro	☐ Odori/ Profumi
☐ Stress a casa	☐ Movimento
☐ Pasti saltati	☐ Affaticamento degli occhi
☐ Ansia	☐ _______________

Misure di soccorso

Farmaci	
Acqua	
Dormire	
Esercizio	
Altro	
Altro	

Note: _______________________________

Libro di bordo dell'emicrania

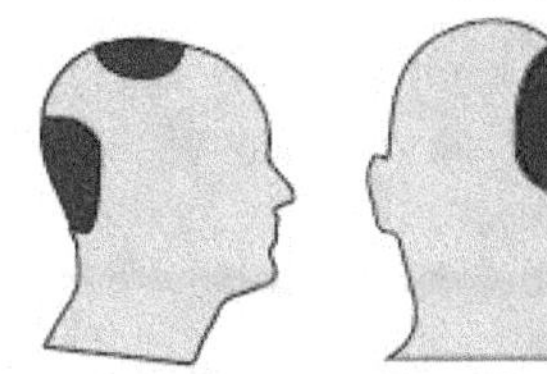	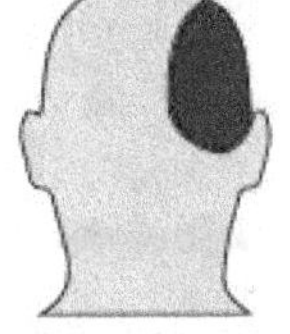	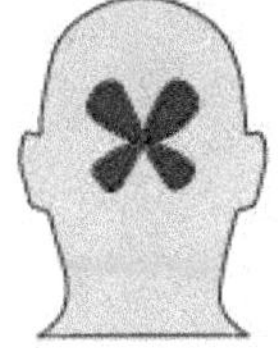	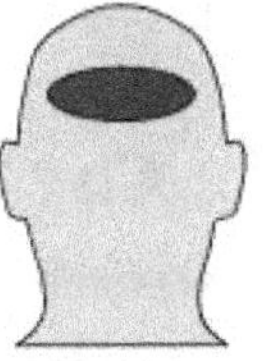	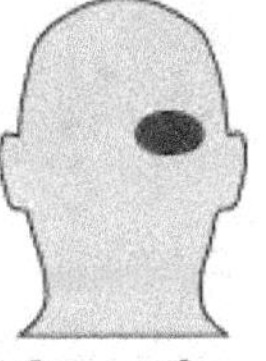	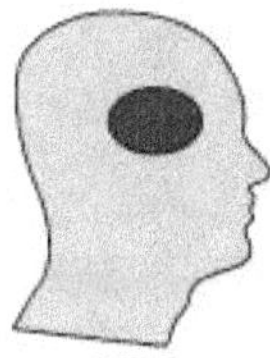
Collo	Emicrania	Sinus	Tenasione	Grappolo	ATM

DATA:_________________ **TEMPO [ ]:**_________ _________

☐ ☐ ☐ ☐ ☐ ☐ 🌡_________

Gravità del dolore

1	2	3	4	5	6	7	8	9	10

Grilletto

☐ Fame   ☐ L'insonnia

☐ Luci luminose   ☐ Malattia

☐ Caffè   ☐ Stanchezza

☐ Stress al lavoro   ☐ Odori/ Profumi

☐ Stress a casa   ☐ Movimento

☐ Pasti saltati   ☐ Affaticamento degli occhi

☐ Ansia   ☐ _______________

Misure di soccorso

Farmaci	
Acqua	
Dormire	
Esercizio	
Altro	
Altro	

Note: _________________________________

Libro di bordo dell'emicrania

Libro di bordo dell'emicrania

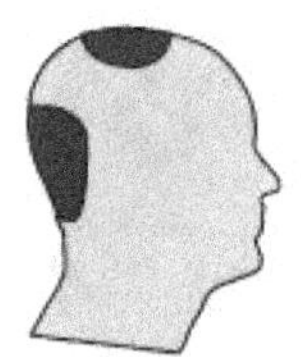
Collo
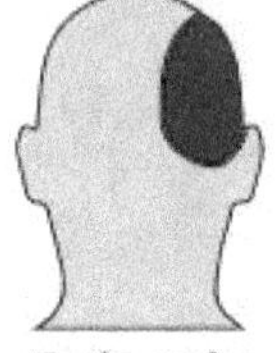
Emicrania
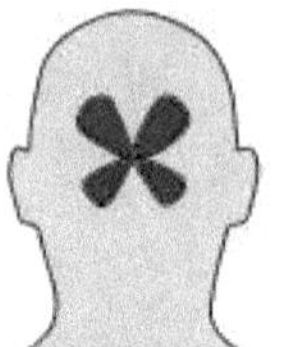
Sinus
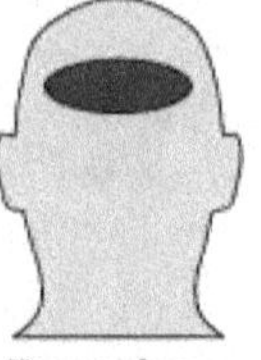
Tenasione
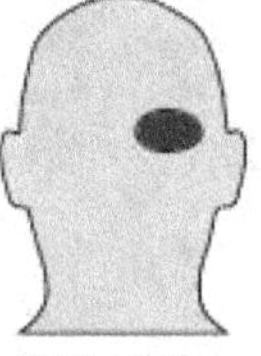
Grappolo
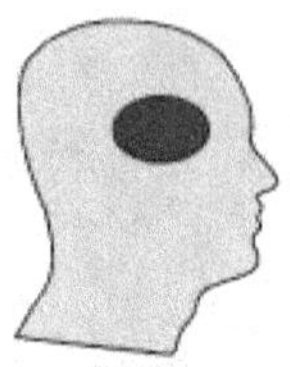
ATM

DATA:___________________ **TEMPO [ ]:**_____________ ___________

☀ ☐   ⛅ ☐   🌤 ☐   🌦 ☐   ☁ ☐   🌨 ☐   🌡 ___________

Gravità del dolore

1	2	3	4	5	6	7	8	9	10

Grilletto

☐ Fame   ☐ L'insonnia

☐ Luci luminose   ☐ Malattia

☐ Caffè   ☐ Stanchezza

☐ Stress al lavoro   ☐ Odori/ Profumi

☐ Stress a casa   ☐ Movimento

☐ Pasti saltati   ☐ Affaticamento degli occhi

☐ Ansia   ☐ _______________

Misure di soccorso

Farmaci	
Acqua	
Dormire	
Esercizio	
Altro	
Altro	

Note: _______________________________

Libro di bordo dell'emicrania

Libro di bordo dell'emicrania

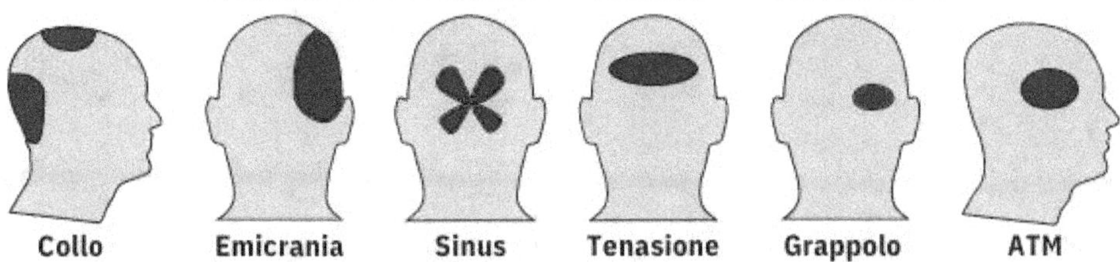

DATA:______________________ TEMPO [ ]:____________ ____________

☐ ☐ ☐ ☐ ☐ ☐ ____________

Gravità del dolore

1	2	3	4	5	6	7	8	9	10

Grilletto

☐ Fame	☐ L'insonnia
☐ Luci luminose	☐ Malattia
☐ Caffè	☐ Stanchezza
☐ Stress al lavoro	☐ Odori/ Profumi
☐ Stress a casa	☐ Movimento
☐ Pasti saltati	☐ Affaticamento degli occhi
☐ Ansia	☐ ________________

Misure di soccorso

Farmaci	
Acqua	
Dormire	
Esercizio	
Altro	
Altro	

Note: ____

Libro di bordo dell'emicrania

Libro di bordo dell'emicrania

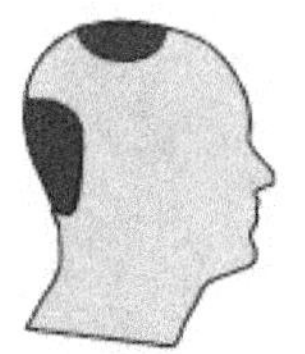
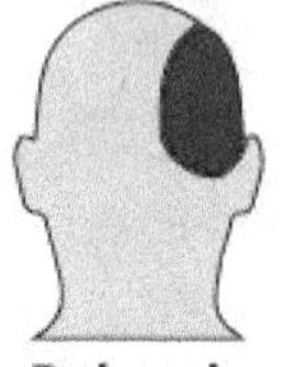
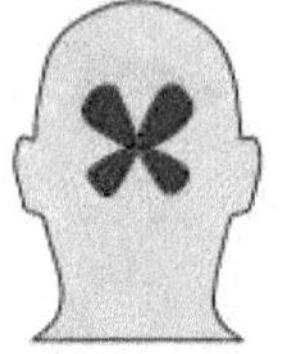
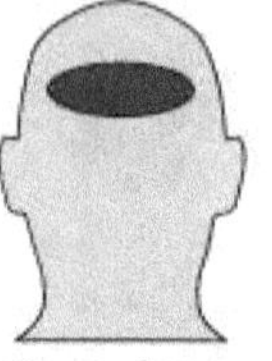
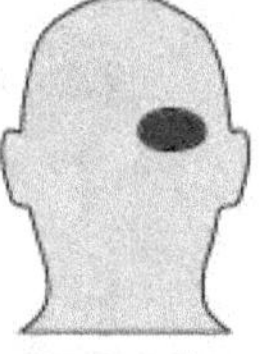
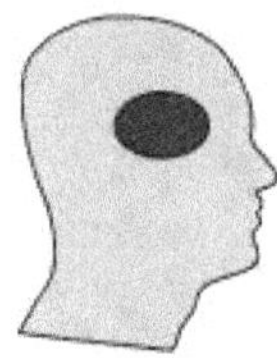

Collo	Emicrania	Sinus	Tenasione	Grappolo	ATM

DATA:________________ TEMPO [ ]:__________ __________

☀ ☐ ⛅ ☐ 🌦 ☐ 🌧 ☐ 🌧 ☐ 🌨 ☐ 🌡 __________

Gravità del dolore

1	2	3	4	5	6	7	8	9	10

Grilletto

- ☐ Fame
- ☐ Luci luminose
- ☐ Caffè
- ☐ Stress al lavoro
- ☐ Stress a casa
- ☐ Pasti saltati
- ☐ Ansia
- ☐ L'insonnia
- ☐ Malattia
- ☐ Stanchezza
- ☐ Odori/ Profumi
- ☐ Movimento
- ☐ Affaticamento degli occhi
- ☐ ________________

Misure di soccorso

Farmaci	
Acqua	
Dormire	
Esercizio	
Altro	
Altro	

Note: ________________________________

Libro di bordo dell'emicrania

Libro di bordo dell'emicrania

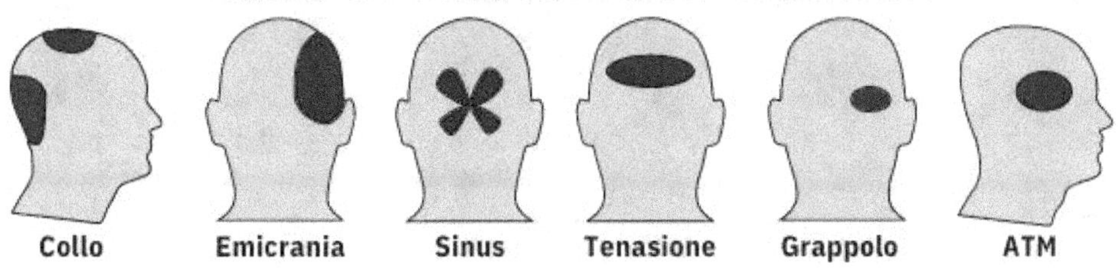

DATA:_______________ TEMPO [ ]:__________ __________

Gravità del dolore

1	2	3	4	5	6	7	8	9	10

Grilletto

- ☐ Fame
- ☐ Luci luminose
- ☐ Caffè
- ☐ Stress al lavoro
- ☐ Stress a casa
- ☐ Pasti saltati
- ☐ Ansia

- ☐ L'insonnia
- ☐ Malattia
- ☐ Stanchezza
- ☐ Odori/ Profumi
- ☐ Movimento
- ☐ Affaticamento degli occhi
- ☐ _______________

Misure di soccorso

Farmaci	
Acqua	
Dormire	
Esercizio	
Altro	
Altro	

Note: _______________

Libro di bordo dell'emicrania

Libro di bordo dell'emicrania

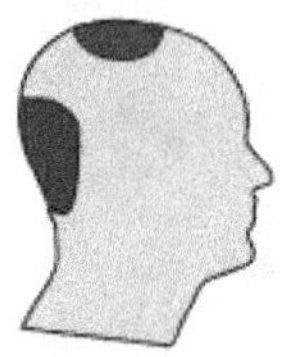 **Collo**
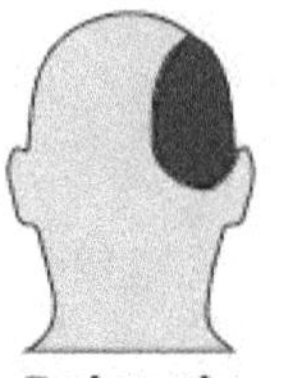 **Emicrania**
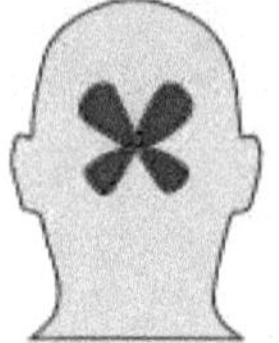 **Sinus**
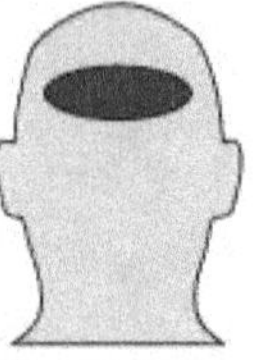 **Tenasione**
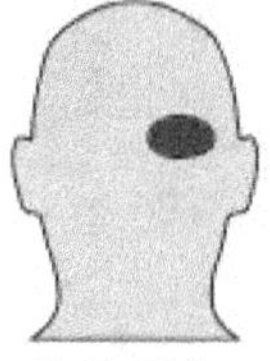 **Grappolo**
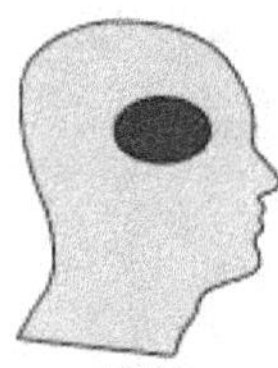 **ATM**

DATA:________________   TEMPO [ ]:________________   ________________

☀ ☐   ☁ ☐   ⛅ ☐   🌦 ☐   🌧 ☐   🌨 ☐   🌡 ________________

Gravità del dolore

1	2	3	4	5	6	7	8	9	10

Grilletto

☐ Fame		☐ L'insonnia	
☐ Luci luminose		☐ Malattia	
☐ Caffè		☐ Stanchezza	
☐ Stress al lavoro		☐ Odori/ Profumi	
☐ Stress a casa		☐ Movimento	
☐ Pasti saltati		☐ Affaticamento degli occhi	
☐ Ansia		☐ ________________	

Misure di soccorso

Farmaci	
Acqua	
Dormire	
Esercizio	
Altro	
Altro	

Note: ________________

Libro di bordo dell'emicrania

Libro di bordo dell'emicrania

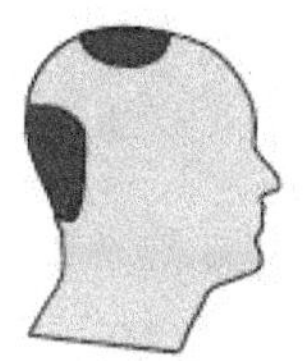 Collo
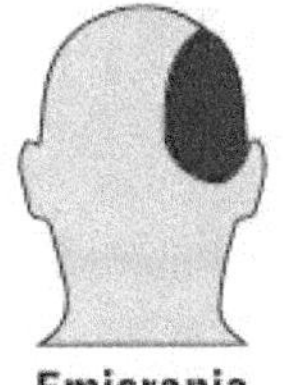 Emicrania
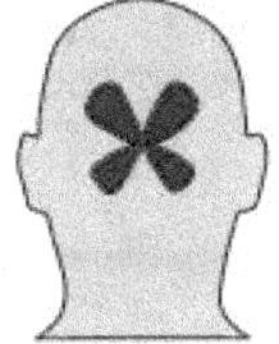 Sinus
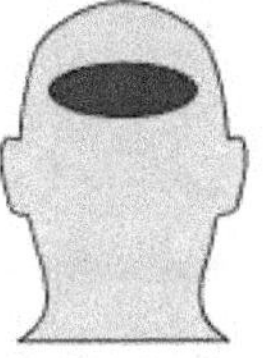 Tenasione
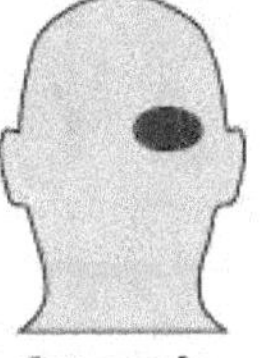 Grappolo
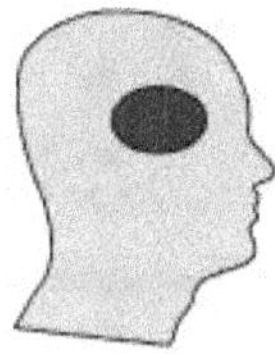 ATM

DATA:_______________   TEMPO [ ]:____________ ____________

☐ ☐ ☐ ☐ ☐ ☐

Gravità del dolore

1	2	3	4	5	6	7	8	9	10

Grilletto

☐ Fame	☐ L'insonnia
☐ Luci luminose	☐ Malattia
☐ Caffè	☐ Stanchezza
☐ Stress al lavoro	☐ Odori/ Profumi
☐ Stress a casa	☐ Movimento
☐ Pasti saltati	☐ Affaticamento degli occhi
☐ Ansia	☐ _____________

Misure di soccorso

Farmaci	
Acqua	
Dormire	
Esercizio	
Altro	
Altro	

Note: ______________________________

Libro di bordo dell'emicrania

Libro di bordo dell'emicrania

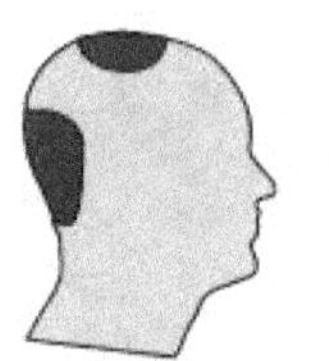 Collo
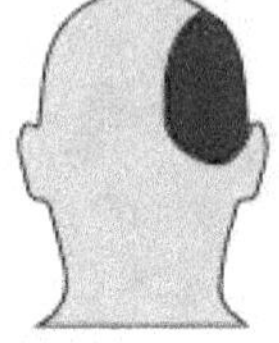 Emicrania
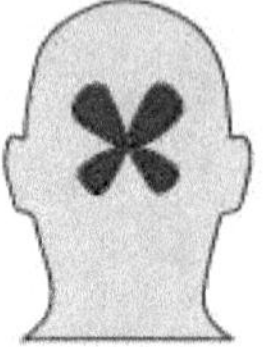 Sinus
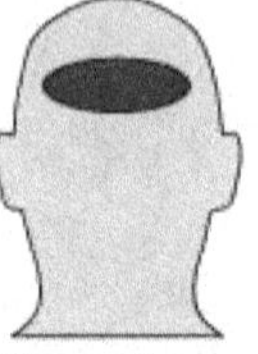 Tenasione
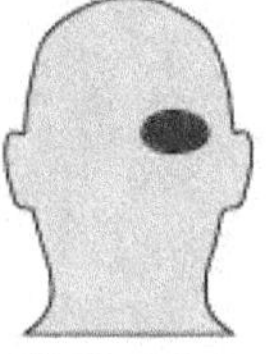 Grappolo
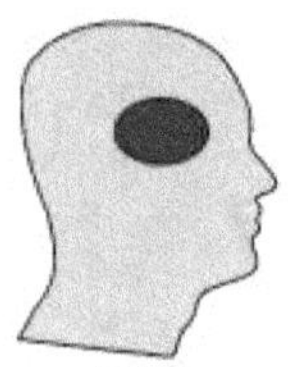 ATM

DATA:______________ TEMPO [ ]:__________ __________

Gravità del dolore

1	2	3	4	5	6	7	8	9	10

Grilletto

- ☐ Fame
- ☐ Luci luminose
- ☐ Caffè
- ☐ Stress al lavoro
- ☐ Stress a casa
- ☐ Pasti saltati
- ☐ Ansia
- ☐ L'insonnia
- ☐ Malattia
- ☐ Stanchezza
- ☐ Odori/ Profumi
- ☐ Movimento
- ☐ Affaticamento degli occhi
- ☐ ______________

Misure di soccorso

Farmaci	
Acqua	
Dormire	
Esercizio	
Altro	
Altro	

Note: ______________

Libro di bordo dell'emicrania

Libro di bordo dell'emicrania

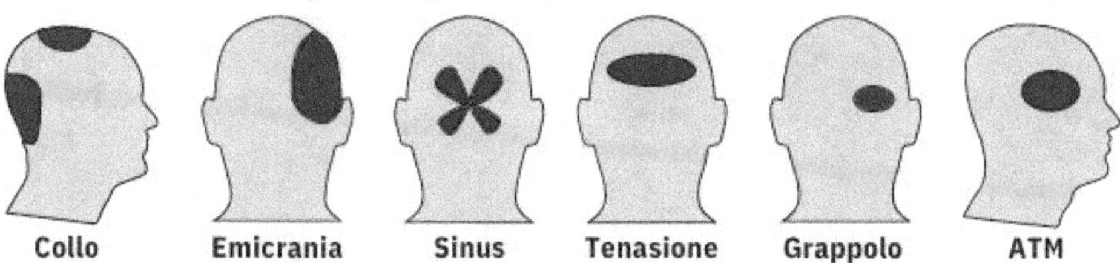

DATA:______________   TEMPO [ ]:__________   ___________

Gravità del dolore

1	2	3	4	5	6	7	8	9	10

Grilletto

- ☐ Fame
- ☐ Luci luminose
- ☐ Caffè
- ☐ Stress al lavoro
- ☐ Stress a casa
- ☐ Pasti saltati
- ☐ Ansia
- ☐ L'insonnia
- ☐ Malattia
- ☐ Stanchezza
- ☐ Odori/ Profumi
- ☐ Movimento
- ☐ Affaticamento degli occhi
- ☐ ______________

Misure di soccorso

Farmaci	
Acqua	
Dormire	
Esercizio	
Altro	
Altro	

Note: ______________________________________

Libro di bordo dell'emicrania

Libro di bordo dell'emicrania

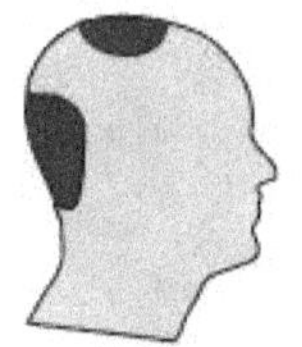
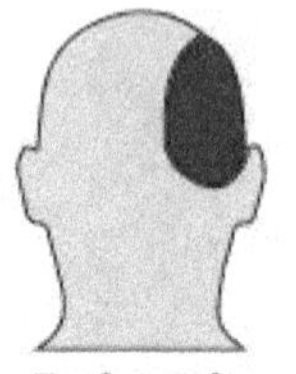
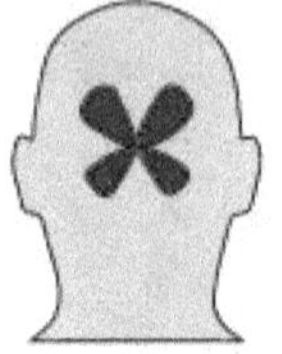
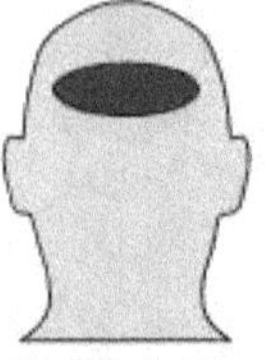
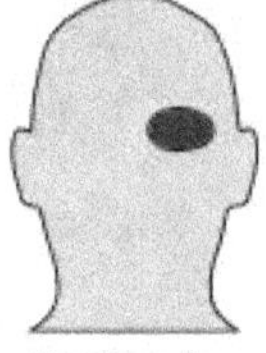
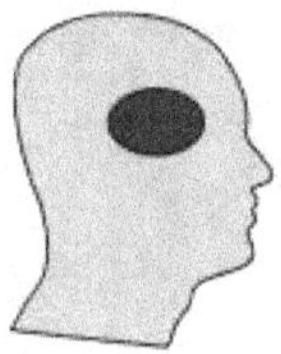

| Collo | Emicrania | Sinus | Tenasione | Grappolo | ATM |

DATA:____________________ TEMPO [ ]:____________ ____________

☐ ☐ ☐ ☐ ☐ ☐

Gravità del dolore

1	2	3	4	5	6	7	8	9	10

Grilletto

☐ Fame ☐ L'insonnia

☐ Luci luminose ☐ Malattia

☐ Caffè ☐ Stanchezza

☐ Stress al lavoro ☐ Odori/ Profumi

☐ Stress a casa ☐ Movimento

☐ Pasti saltati ☐ Affaticamento degli occhi

☐ Ansia ☐ ____________

Misure di soccorso

Farmaci	
Acqua	
Dormire	
Esercizio	
Altro	
Altro	

Note: ____

Libro di bordo dell'emicrania

Libro di bordo dell'emicrania

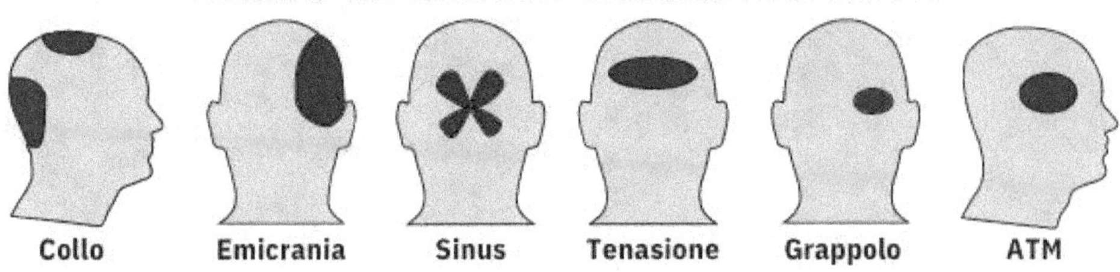

DATA:______________   TEMPO [ ]:__________   __________

☐   ☐   ☐   ☐   ☐   ☐   🌡 __________

Gravità del dolore

1	2	3	4	5	6	7	8	9	10

Grilletto

☐ Fame		☐ L'insonnia
☐ Luci luminose		☐ Malattia
☐ Caffè		☐ Stanchezza
☐ Stress al lavoro		☐ Odori/ Profumi
☐ Stress a casa		☐ Movimento
☐ Pasti saltati		☐ Affaticamento degli occhi
☐ Ansia		☐ ______________

Misure di soccorso

Farmaci	
Acqua	
Dormire	
Esercizio	
Altro	
Altro	

Note: ______________

Libro di bordo dell'emicrania

Libro di bordo dell'emicrania

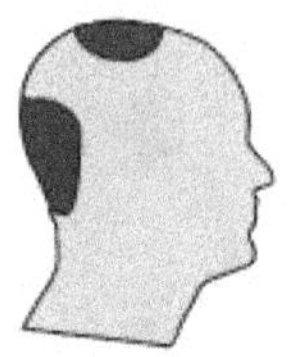
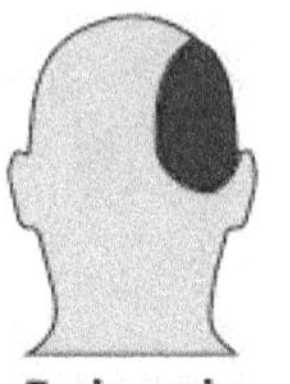
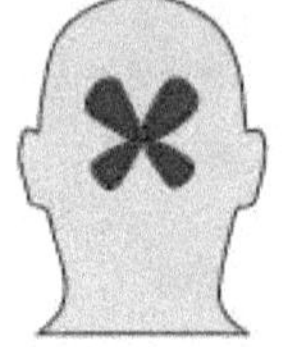
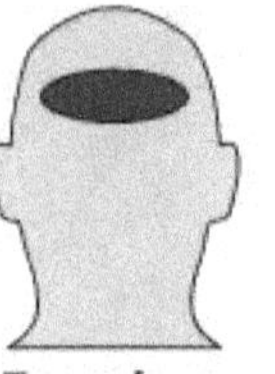
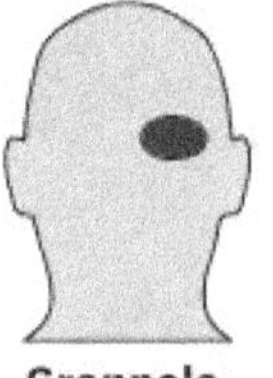
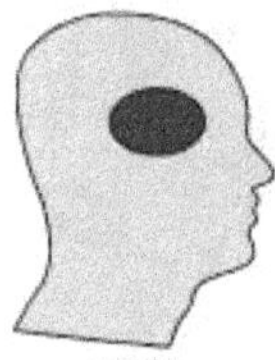

| Collo | Emicrania | Sinus | Tenasione | Grappolo | ATM |

DATA:______________   **TEMPO [ ]:**______________ ______________

☐   ☐   ☐   ☐   ☐   ☐   🌡______________

Gravità del dolore

1	2	3	4	5	6	7	8	9	10

Grilletto

☐ Fame		☐ L'insonnia
☐ Luci luminose		☐ Malattia
☐ Caffè		☐ Stanchezza
☐ Stress al lavoro		☐ Odori/ Profumi
☐ Stress a casa		☐ Movimento
☐ Pasti saltati		☐ Affaticamento degli occhi
☐ Ansia		☐ ______________

Misure di soccorso

Farmaci	
Acqua	
Dormire	
Esercizio	
Altro	
Altro	

Note: ______________

Libro di bordo dell'emicrania

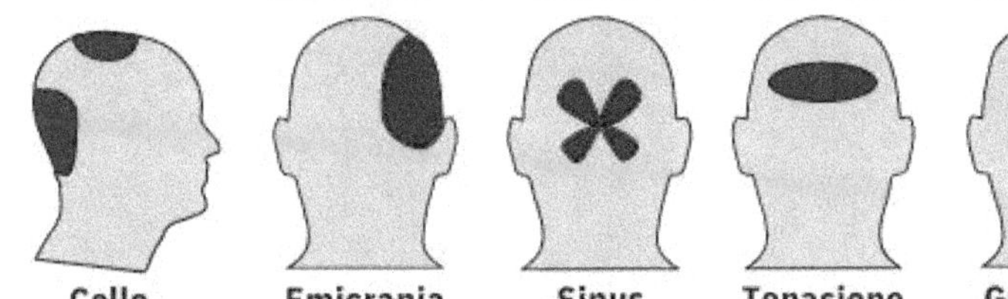

DATA:______________   TEMPO [ ]:____________ ____________

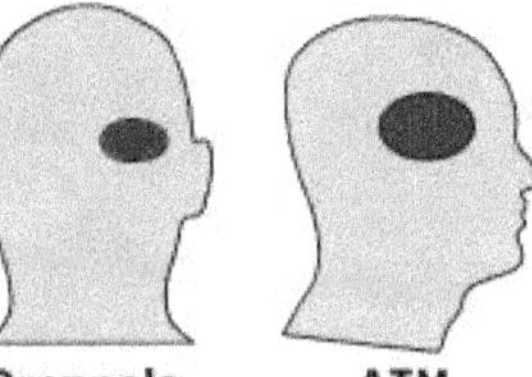

Gravità del dolore

1	2	3	4	5	6	7	8	9	10

Grilletto

☐ Fame   ☐ L'insonnia

☐ Luci luminose   ☐ Malattia

☐ Caffè   ☐ Stanchezza

☐ Stress al lavoro   ☐ Odori/ Profumi

☐ Stress a casa   ☐ Movimento

☐ Pasti saltati   ☐ Affaticamento degli occhi

☐ Ansia   ☐ ______________

Misure di soccorso

Farmaci	
Acqua	
Dormire	
Esercizio	
Altro	
Altro	

Note: ______________________________________

Libro di bordo dell'emicrania

Libro di bordo dell'emicrania

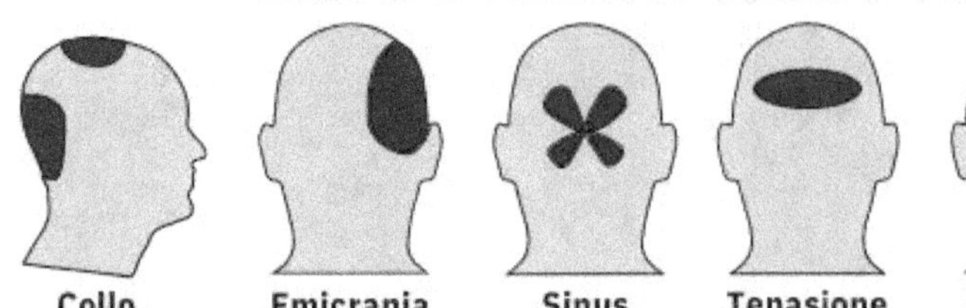

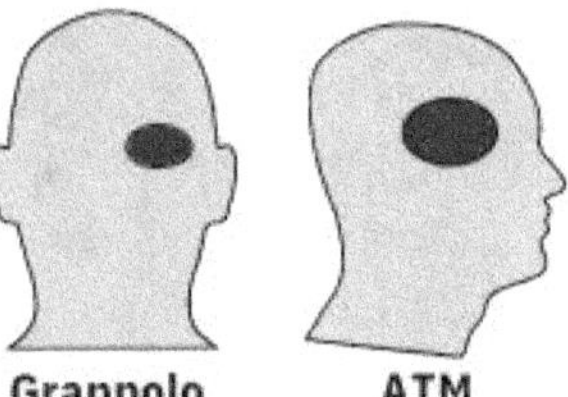

| Collo | Emicrania | Sinus | Tenasione | Grappolo | ATM |

DATA:_____________   **TEMPO [ ]:**___________ __________

Gravità del dolore

1	2	3	4	5	6	7	8	9	10

Grilletto

☐ Fame

☐ Luci luminose

☐ Caffè

☐ Stress al lavoro

☐ Stress a casa

☐ Pasti saltati

☐ Ansia

☐ L'insonnia

☐ Malattia

☐ Stanchezza

☐ Odori/ Profumi

☐ Movimento

☐ Affaticamento degli occhi

☐ _______________

Misure di soccorso

Farmaci	
Acqua	
Dormire	
Esercizio	
Altro	
Altro	

Note: _______________________________________

Libro di bordo dell'emicrania

Libro di bordo dell'emicrania

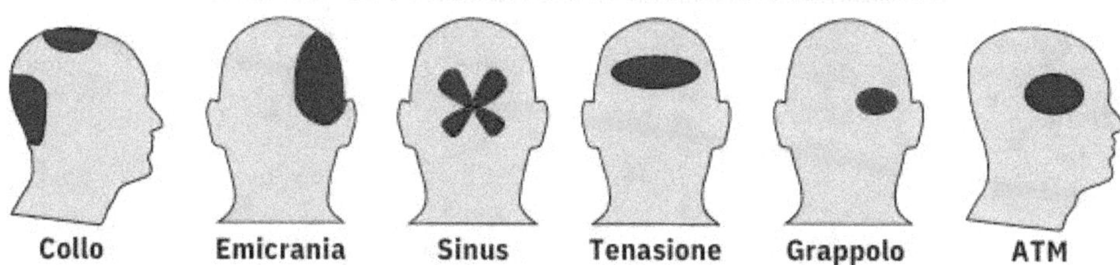

DATA:_______________   TEMPO [ ]:___________   ___________

☐   ☐   ☐   ☐   ☐   ☐ | _______

Gravità del dolore

1	2	3	4	5	6	7	8	9	10

Grilletto

☐ Fame   ☐ L'insonnia
☐ Luci luminose   ☐ Malattia
☐ Caffè   ☐ Stanchezza
☐ Stress al lavoro   ☐ Odori/ Profumi
☐ Stress a casa   ☐ Movimento
☐ Pasti saltati   ☐ Affaticamento degli occhi
☐ Ansia   ☐ _______________

Misure di soccorso

Farmaci	
Acqua	
Dormire	
Esercizio	
Altro	
Altro	

Note: _______________

Libro di bordo dell'emicrania

Libro di bordo dell'emicrania

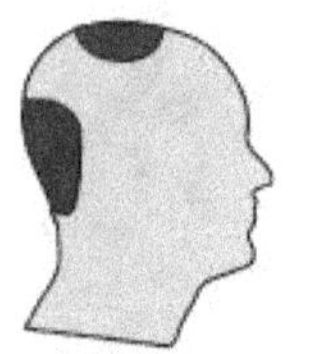

Collo

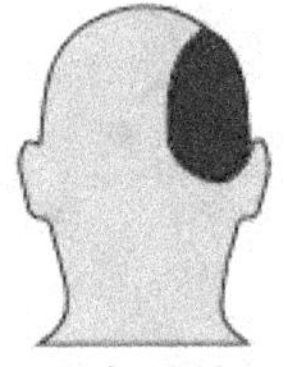

Emicrania

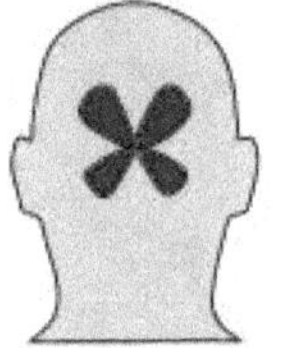

Sinus

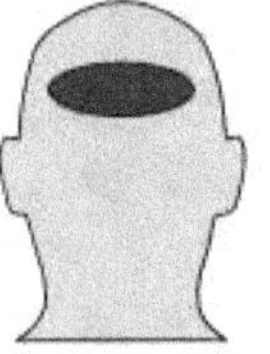

Tenasione

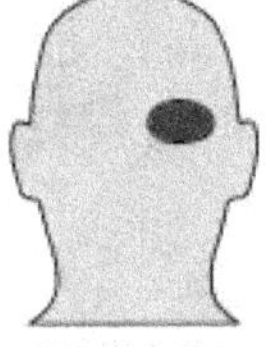

Grappolo

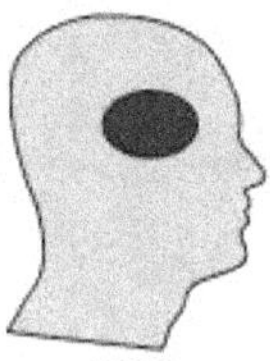

ATM

DATA:___________________ TEMPO [ ]:___________ ___________

☐ ☐ ☐ ☐ ☐ ☐ ___________

Gravità del dolore

1	2	3	4	5	6	7	8	9	10

Grilletto

☐ Fame	☐ L'insonnia
☐ Luci luminose	☐ Malattia
☐ Caffè	☐ Stanchezza
☐ Stress al lavoro	☐ Odori/ Profumi
☐ Stress a casa	☐ Movimento
☐ Pasti saltati	☐ Affaticamento degli occhi
☐ Ansia	☐ _______________

Misure di soccorso

Farmaci	
Acqua	
Dormire	
Esercizio	
Altro	
Altro	

Note: ____

Libro di bordo dell'emicrania

Libro di bordo dell'emicrania

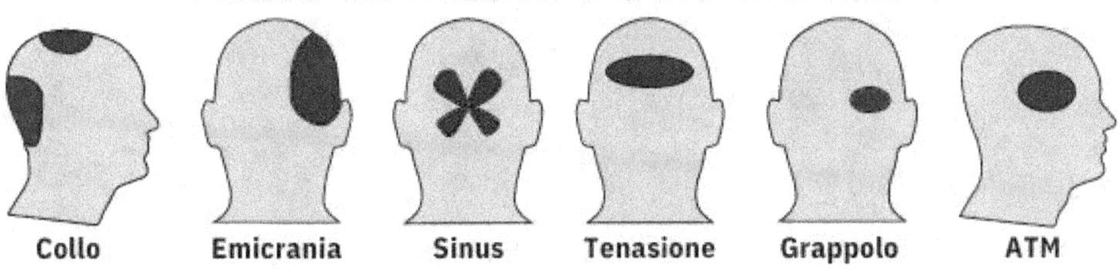

DATA:_____________   TEMPO [ ]:__________   __________

☐   ☐   ☐   ☐   ☐   ☐   _________

Gravità del dolore

1	2	3	4	5	6	7	8	9	10

Grilletto

☐ Fame	☐ L'insonnia
☐ Luci luminose	☐ Malattia
☐ Caffè	☐ Stanchezza
☐ Stress al lavoro	☐ Odori/ Profumi
☐ Stress a casa	☐ Movimento
☐ Pasti saltati	☐ Affaticamento degli occhi
☐ Ansia	☐ _____________

Misure di soccorso

Farmaci	
Acqua	
Dormire	
Esercizio	
Altro	
Altro	

Note: _________________________________

Libro di bordo dell'emicrania

Libro di bordo dell'emicrania

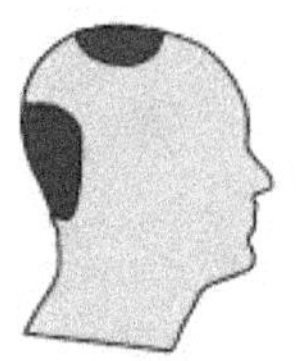 Collo

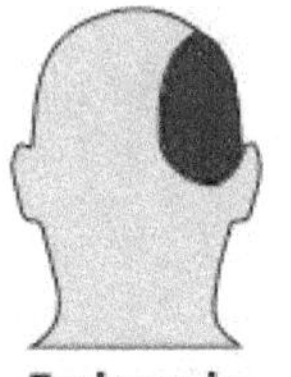 Emicrania

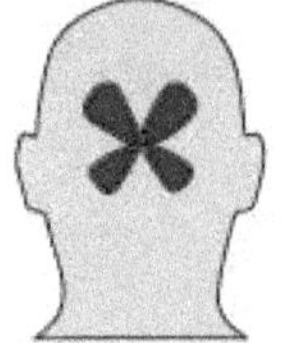 Sinus

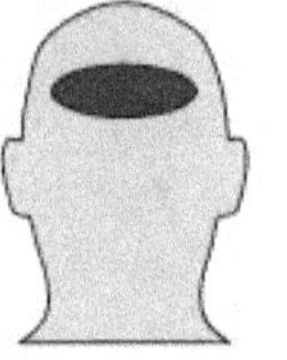 Tenasione

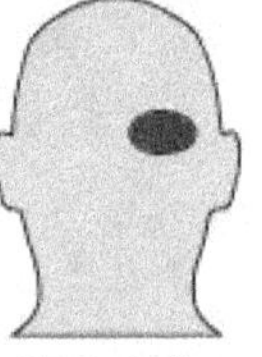 Grappolo

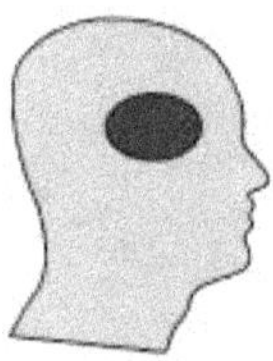 ATM

DATA:_______________   TEMPO [ ]:___________   ___________

☐   ☐   ☐   ☐   ☐   ☐   ________

Gravità del dolore

1	2	3	4	5	6	7	8	9	10

Grilletto

☐ Fame

☐ Luci luminose

☐ Caffè

☐ Stress al lavoro

☐ Stress a casa

☐ Pasti saltati

☐ Ansia

☐ L'insonnia

☐ Malattia

☐ Stanchezza

☐ Odori/ Profumi

☐ Movimento

☐ Affaticamento degli occhi

☐ _______________

Misure di soccorso

Farmaci	
Acqua	
Dormire	
Esercizio	
Altro	
Altro	

Note: _______________

Libro di bordo dell'emicrania

Libro di bordo dell'emicrania

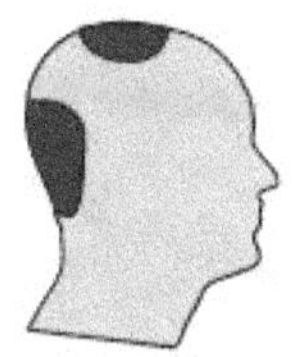
Collo

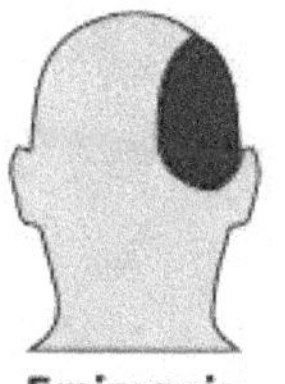
Emicrania

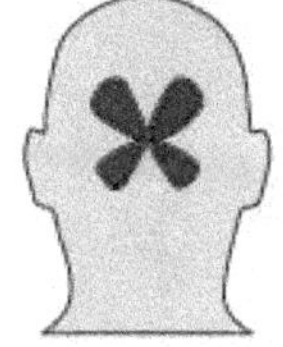
Sinus

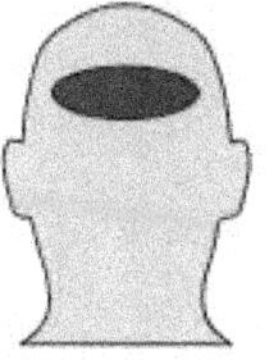
Tenasione

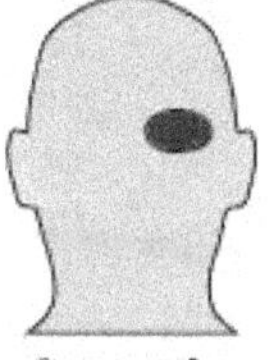
Grappolo

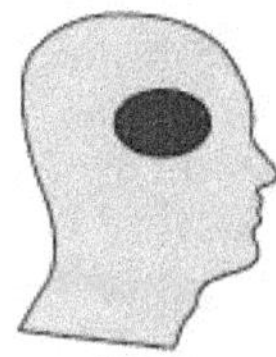
ATM

DATA:_________________ TEMPO [ ]:_________ _________

☐ ☐ ☐ ☐ ☐ ☐

Gravità del dolore

1	2	3	4	5	6	7	8	9	10

Grilletto

☐ Fame   ☐ L'insonnia

☐ Luci luminose   ☐ Malattia

☐ Caffè   ☐ Stanchezza

☐ Stress al lavoro   ☐ Odori/ Profumi

☐ Stress a casa   ☐ Movimento

☐ Pasti saltati   ☐ Affaticamento degli occhi

☐ Ansia   ☐ _________________

Misure di soccorso

Farmaci	
Acqua	
Dormire	
Esercizio	
Altro	
Altro	

Note: _______________________________________

Libro di bordo dell'emicrania

Libro di bordo dell'emicrania

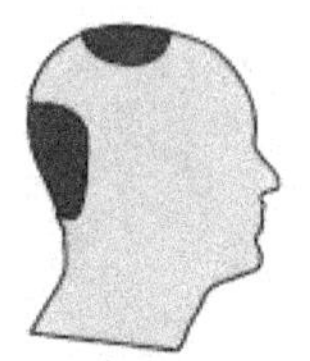 Collo
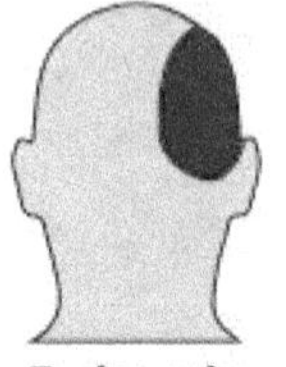 Emicrania
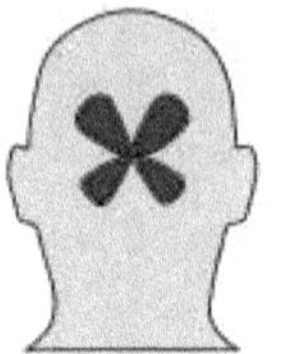 Sinus
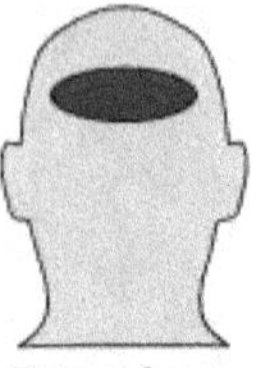 Tenasione
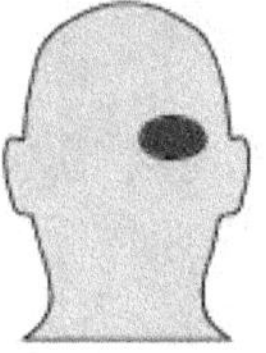 Grappolo
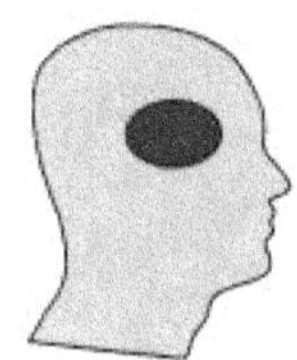 ATM

DATA: _____________   TEMPO [ ]: _____________ _____________

| ☐ | ☐ | ☐ | ☐ | ☐ | ☐ | _____________ |

Gravità del dolore

1	2	3	4	5	6	7	8	9	10

Grilletto

☐ Fame	☐ L'insonnia	
☐ Luci luminose	☐ Malattia	
☐ Caffè	☐ Stanchezza	
☐ Stress al lavoro	☐ Odori/ Profumi	
☐ Stress a casa	☐ Movimento	
☐ Pasti saltati	☐ Affaticamento degli occhi	
☐ Ansia	☐ _____________	

Misure di soccorso

Farmaci	
Acqua	
Dormire	
Esercizio	
Altro	
Altro	

Note: _____________

Libro di bordo dell'emicrania

Libro di bordo dell'emicrania

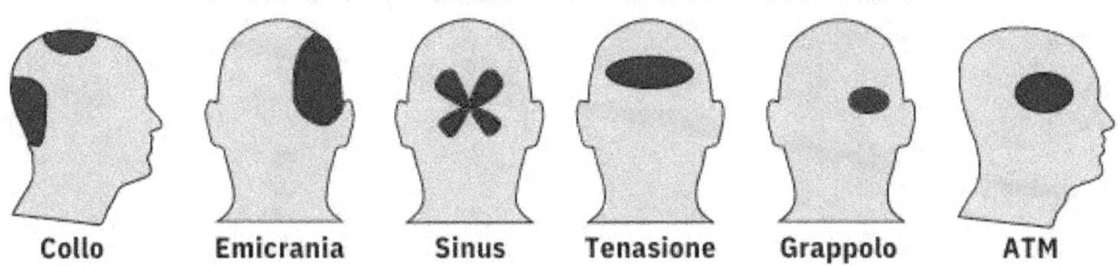

DATA:_______________   TEMPO [ ]:__________ __________

☐   ☐   ☐   ☐   ☐   ☐   🌡 _______

Gravità del dolore

1	2	3	4	5	6	7	8	9	10

Grilletto

☐ Fame	☐ L'insonnia
☐ Luci luminose	☐ Malattia
☐ Caffè	☐ Stanchezza
☐ Stress al lavoro	☐ Odori/ Profumi
☐ Stress a casa	☐ Movimento
☐ Pasti saltati	☐ Affaticamento degli occhi
☐ Ansia	☐ _______________

Misure di soccorso

Farmaci	
Acqua	
Dormire	
Esercizio	
Altro	
Altro	

Note: _______________

Libro di bordo dell'emicrania

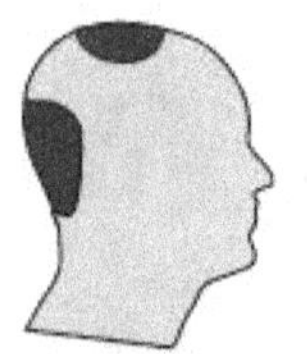
Collo

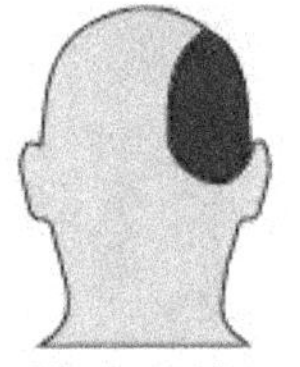
Emicrania

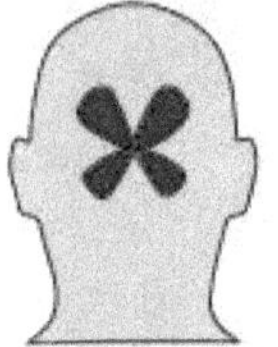
Sinus

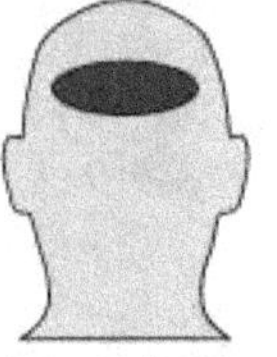
Tenasione

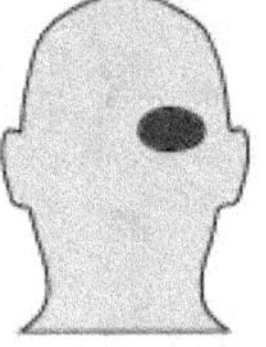
Grappolo

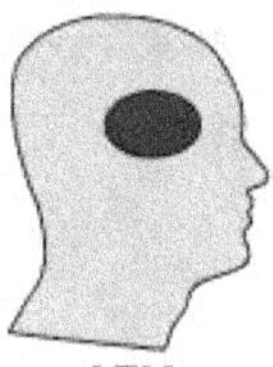
ATM

DATA:________________ TEMPO [ ]:____________ ____________

☐ ☐ ☐ ☐ ☐ ☐

Gravità del dolore

1	2	3	4	5	6	7	8	9	10

Grilletto

☐ Fame ☐ L'insonnia

☐ Luci luminose ☐ Malattia

☐ Caffè ☐ Stanchezza

☐ Stress al lavoro ☐ Odori/ Profumi

☐ Stress a casa ☐ Movimento

☐ Pasti saltati ☐ Affaticamento degli occhi

☐ Ansia ☐ ________________

Misure di soccorso

Farmaci	
Acqua	
Dormire	
Esercizio	
Altro	
Altro	

Note: ________________________________

Libro di bordo dell'emicrania

Libro di bordo dell'emicrania

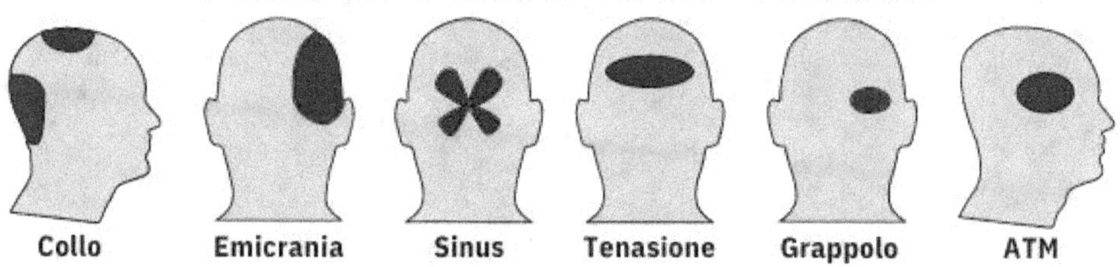

DATA:_________________   TEMPO [ ]:__________   __________

☐ ☐ ☐ ☐ ☐ ☐ 🌡 __________

Gravità del dolore

1	2	3	4	5	6	7	8	9	10

Grilletto

☐ Fame
☐ Luci luminose
☐ Caffè
☐ Stress al lavoro
☐ Stress a casa
☐ Pasti saltati
☐ Ansia

☐ L'insonnia
☐ Malattia
☐ Stanchezza
☐ Odori/ Profumi
☐ Movimento
☐ Affaticamento degli occhi
☐ __________

Misure di soccorso

Farmaci	
Acqua	
Dormire	
Esercizio	
Altro	
Altro	

Note: _______________________________

Libro di bordo dell'emicrania

Libro di bordo dell'emicrania

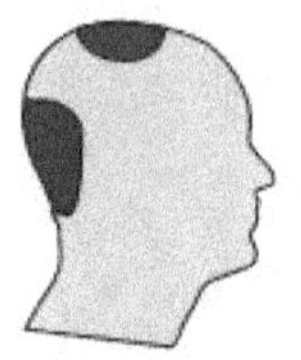 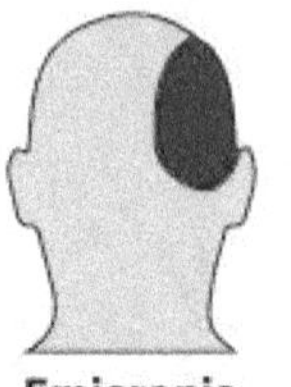 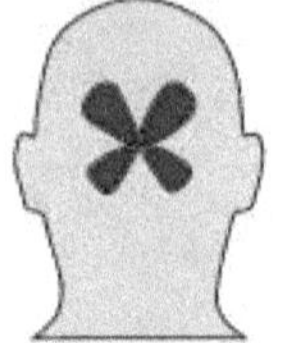 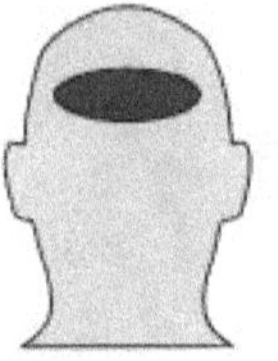 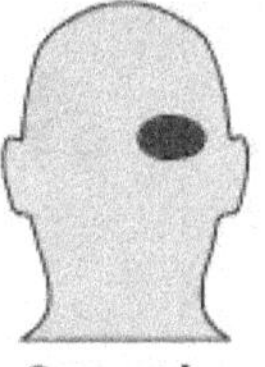 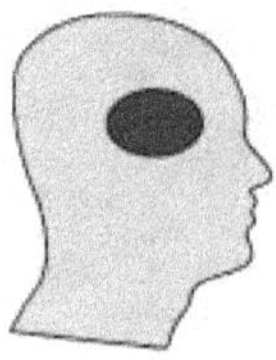

Collo	Emicrania	Sinus	Tenasione	Grappolo	ATM

DATA:_______________ **TEMPO [ ]:**___________ ___________

☐ ☐ ☐ ☐ ☐ ☐   🌡 ___________

Gravità del dolore

1	2	3	4	5	6	7	8	9	10

Grilletto

☐ Fame	☐ L'insonnia
☐ Luci luminose	☐ Malattia
☐ Caffè	☐ Stanchezza
☐ Stress al lavoro	☐ Odori/ Profumi
☐ Stress a casa	☐ Movimento
☐ Pasti saltati	☐ Affaticamento degli occhi
☐ Ansia	☐ _______________

Misure di soccorso

Farmaci	
Acqua	
Dormire	
Esercizio	
Altro	
Altro	

Note: _______________________

Libro di bordo dell'emicrania

Libro di bordo dell'emicrania

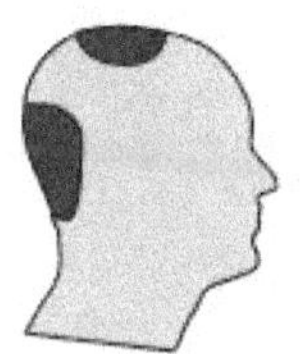 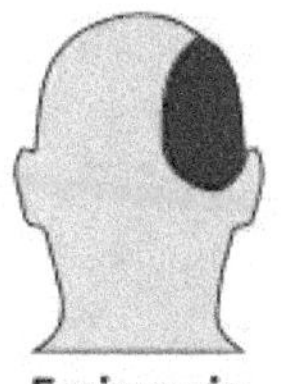 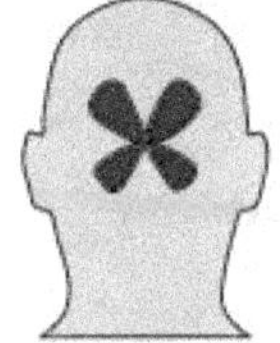 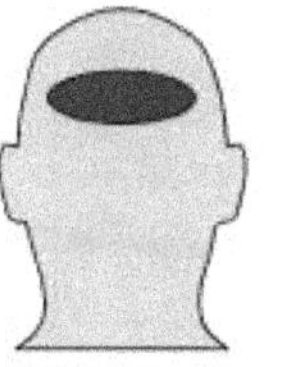 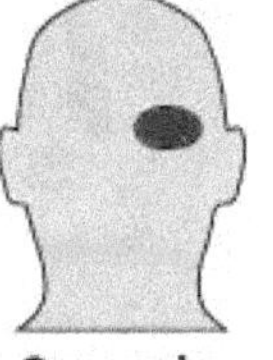 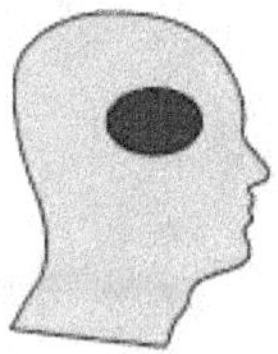

| Collo | Emicrania | Sinus | Tenasione | Grappolo | ATM |

DATA:________________   TEMPO [ ]:__________ __________

☐   ☐   ☐   ☐   ☐   ☐   🌡________

Gravità del dolore

1	2	3	4	5	6	7	8	9	10

Grilletto

☐ Fame		☐ L'insonnia
☐ Luci luminose		☐ Malattia
☐ Caffè		☐ Stanchezza
☐ Stress al lavoro		☐ Odori/ Profumi
☐ Stress a casa		☐ Movimento
☐ Pasti saltati		☐ Affaticamento degli occhi
☐ Ansia		☐ ________________

Misure di soccorso

Farmaci	
Acqua	
Dormire	
Esercizio	
Altro	
Altro	

Note: ________________

Libro di bordo dell'emicrania

Libro di bordo dell'emicrania

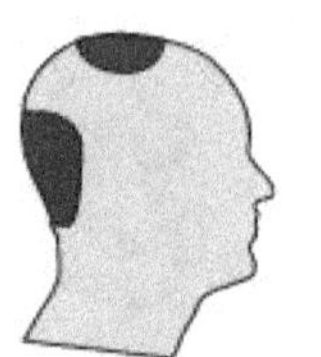 **Collo**
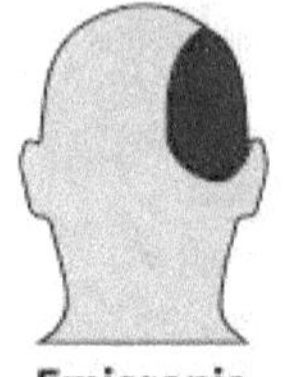 **Emicrania**
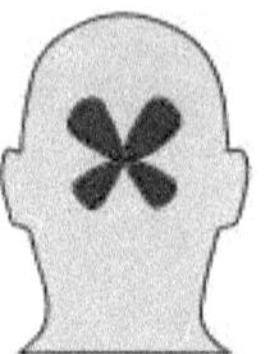 **Sinus**
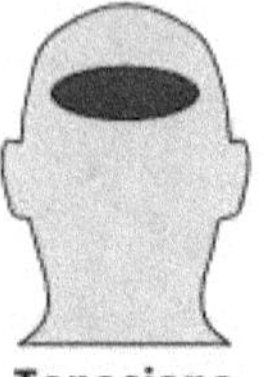 **Tenasione**
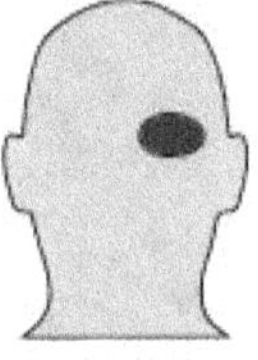 **Grappolo**
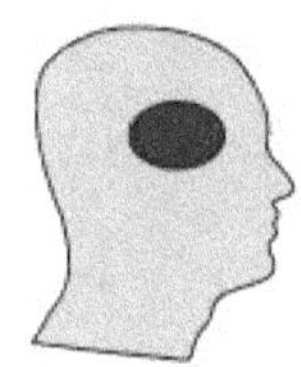 **ATM**

DATA:________________   TEMPO [ ]:__________   __________

☐   ☐   ☐   ☐   ☐   ☐ | __________

Gravità del dolore

1	2	3	4	5	6	7	8	9	10

Grilletto

☐ Fame	☐ L'insonnia
☐ Luci luminose	☐ Malattia
☐ Caffè	☐ Stanchezza
☐ Stress al lavoro	☐ Odori/ Profumi
☐ Stress a casa	☐ Movimento
☐ Pasti saltati	☐ Affaticamento degli occhi
☐ Ansia	☐ __________

Misure di soccorso

Farmaci	
Acqua	
Dormire	
Esercizio	
Altro	
Altro	

Note: ____

Libro di bordo dell'emicrania

Libro di bordo dell'emicrania

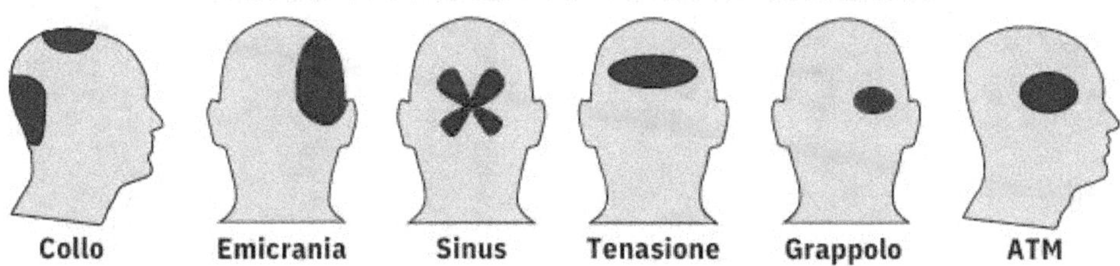

DATA:______________________   TEMPO [ ]:____________ ____________

☐   ☐   ☐   ☐   ☐   ☐   🌡 ____________

Gravità del dolore

1	2	3	4	5	6	7	8	9	10

Grilletto

☐ Fame	☐ L'insonnia
☐ Luci luminose	☐ Malattia
☐ Caffè	☐ Stanchezza
☐ Stress al lavoro	☐ Odori/ Profumi
☐ Stress a casa	☐ Movimento
☐ Pasti saltati	☐ Affaticamento degli occhi
☐ Ansia	☐ ________________

Misure di soccorso

Farmaci	
Acqua	
Dormire	
Esercizio	
Altro	
Altro	

Note: ____

Libro di bordo dell'emicrania

Libro di bordo dell'emicrania

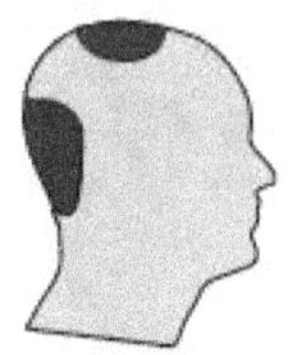 Collo 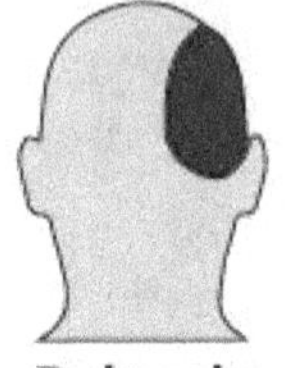 Emicrania 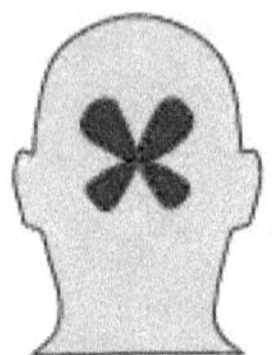 Sinus 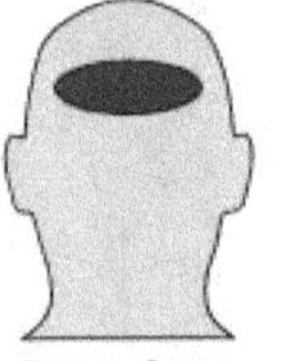 Tenasione 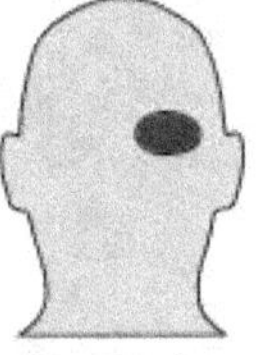 Grappolo 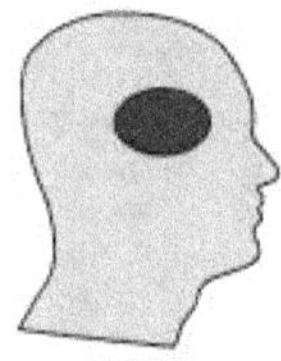 ATM

DATA:______________________ TEMPO [ ]:____________ ____________

☐ ☐ ☐ ☐ ☐ ☐ 🌡____________

Gravità del dolore

1	2	3	4	5	6	7	8	9	10

Grilletto

☐ Fame	☐ L'insonnia
☐ Luci luminose	☐ Malattia
☐ Caffè	☐ Stanchezza
☐ Stress al lavoro	☐ Odori/ Profumi
☐ Stress a casa	☐ Movimento
☐ Pasti saltati	☐ Affaticamento degli occhi
☐ Ansia	☐ ________________

Misure di soccorso

Farmaci	
Acqua	
Dormire	
Esercizio	
Altro	
Altro	

Note: ________________________________

Libro di bordo dell'emicrania

Libro di bordo dell'emicrania

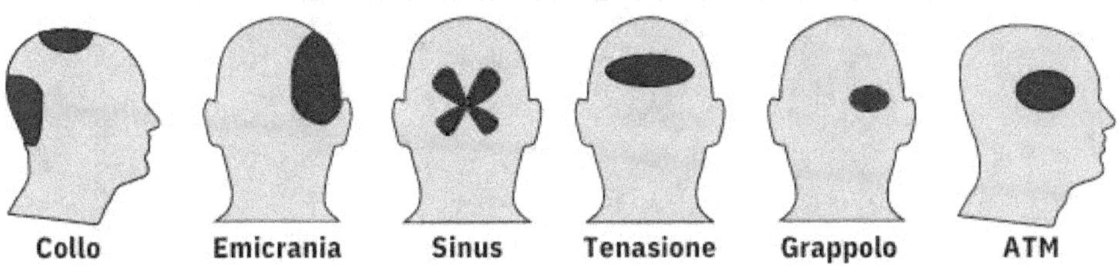

DATA:__________________   TEMPO [ ]:__________   __________

Gravità del dolore

| 1 | 2 | 3 | 4 | 5 | 6 | 7 | 8 | 9 | 10 |

Grilletto

☐ Fame

☐ Luci luminose

☐ Caffè

☐ Stress al lavoro

☐ Stress a casa

☐ Pasti saltati

☐ Ansia

☐ L'insonnia

☐ Malattia

☐ Stanchezza

☐ Odori/ Profumi

☐ Movimento

☐ Affaticamento degli occhi

☐ __________________

Misure di soccorso

Farmaci	
Acqua	
Dormire	
Esercizio	
Altro	
Altro	

Note: __________________________________

Libro di bordo dell'emicrania

Libro di bordo dell'emicrania

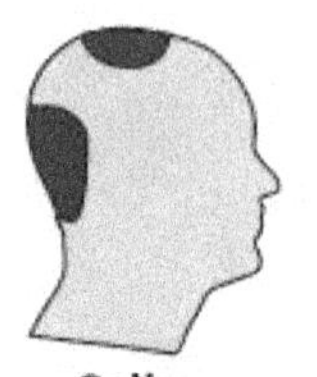
Collo

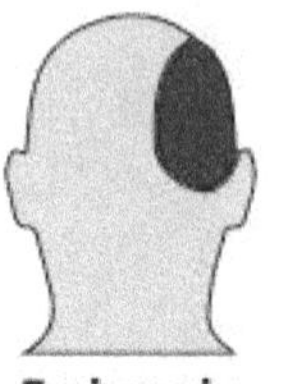
Emicrania

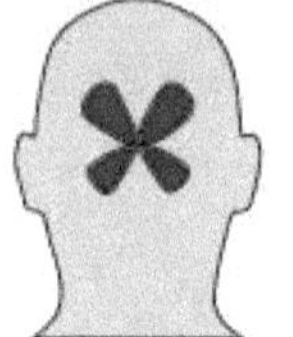
Sinus

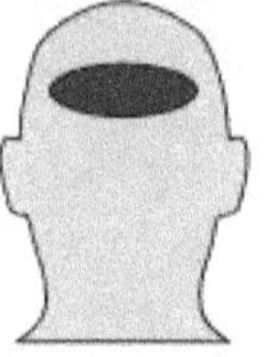
Tenasione

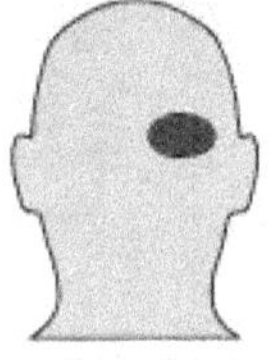
Grappolo

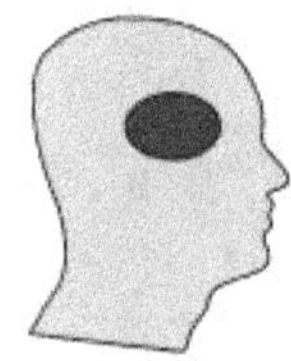
ATM

DATA:_______________   TEMPO [ ]:____________   __________

☼ ☐   ⛅ ☐   🌤 ☐   🌦 ☐   🌧 ☐   🌨 ☐   🌡 __________

Gravità del dolore

1	2	3	4	5	6	7	8	9	10

Grilletto

☐ Fame	☐ L'insonnia
☐ Luci luminose	☐ Malattia
☐ Caffè	☐ Stanchezza
☐ Stress al lavoro	☐ Odori/ Profumi
☐ Stress a casa	☐ Movimento
☐ Pasti saltati	☐ Affaticamento degli occhi
☐ Ansia	☐ _______________

Misure di soccorso

Farmaci	
Acqua	
Dormire	
Esercizio	
Altro	
Altro	

Note: _______________________

Libro di bordo dell'emicrania

Libro di bordo dell'emicrania

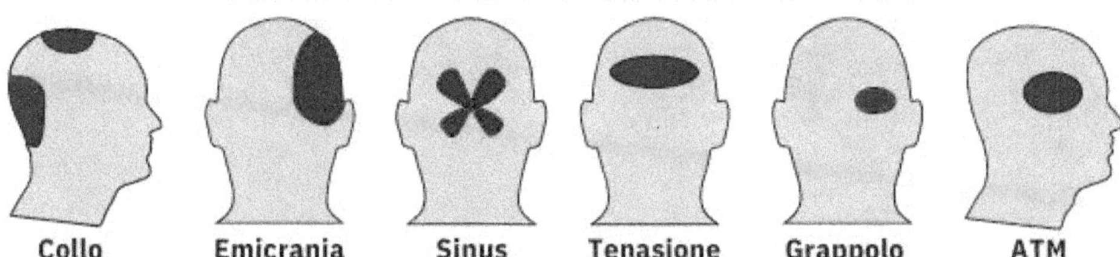

DATA:______________   TEMPO [ ]:____________ ____________

☐ ☐ ☐ ☐ ☐ ☐

Gravità del dolore

1	2	3	4	5	6	7	8	9	10

Grilletto

☐ Fame

☐ Luci luminose

☐ Caffè

☐ Stress al lavoro

☐ Stress a casa

☐ Pasti saltati

☐ Ansia

☐ L'insonnia

☐ Malattia

☐ Stanchezza

☐ Odori/ Profumi

☐ Movimento

☐ Affaticamento degli occhi

☐ ____________

Misure di soccorso

Farmaci	
Acqua	
Dormire	
Esercizio	
Altro	
Altro	

Note: _______________________________________

Libro di bordo dell'emicrania

Libro di bordo dell'emicrania

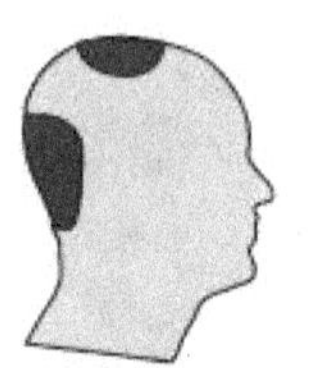 **Collo**
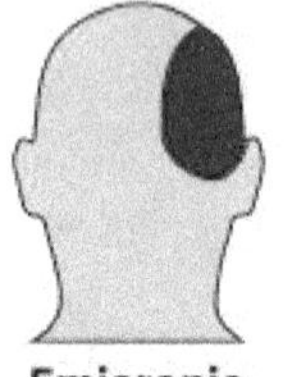 **Emicrania**
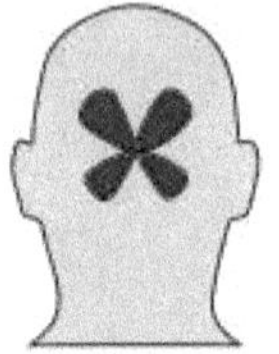 **Sinus**
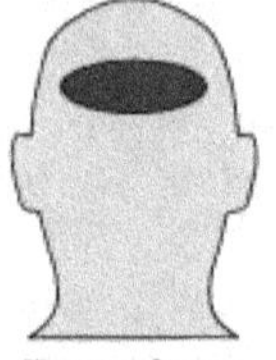 **Tenasione**
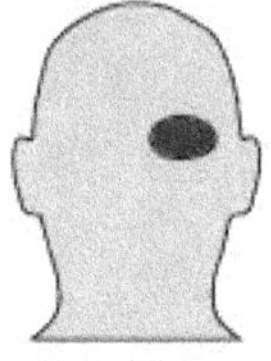 **Grappolo**
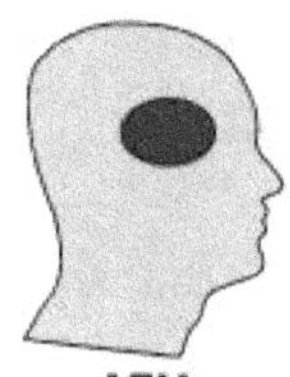 **ATM**

DATA:______________________   TEMPO [ ]:______________   ______________

☀ ☐   ☁ ☐   ⛅ ☐   🌦 ☐   ☁ ☐   🌨 ☐   🌡 ______________

Gravità del dolore

1	2	3	4	5	6	7	8	9	10

Grilletto

☐	Fame	☐	L'insonnia
☐	Luci luminose	☐	Malattia
☐	Caffè	☐	Stanchezza
☐	Stress al lavoro	☐	Odori/ Profumi
☐	Stress a casa	☐	Movimento
☐	Pasti saltati	☐	Affaticamento degli occhi
☐	Ansia	☐	______________

Misure di soccorso

Farmaci	
Acqua	
Dormire	
Esercizio	
Altro	
Altro	

Note: ____

Libro di bordo dell'emicrania

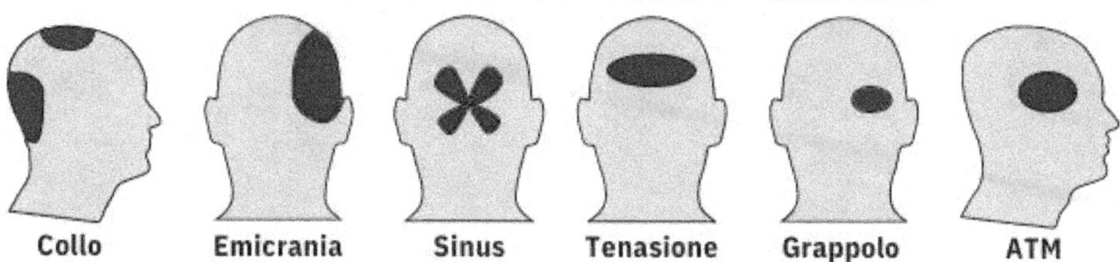

DATA:________________   TEMPO [ ]:__________   __________

☐   ☐   ☐   ☐   ☐   ☐   🌡 __________

Gravità del dolore

1	2	3	4	5	6	7	8	9	10

Grilletto

☐ Fame   ☐ L'insonnia

☐ Luci luminose   ☐ Malattia

☐ Caffè   ☐ Stanchezza

☐ Stress al lavoro   ☐ Odori/ Profumi

☐ Stress a casa   ☐ Movimento

☐ Pasti saltati   ☐ Affaticamento degli occhi

☐ Ansia   ☐ ________________

Misure di soccorso

Farmaci	
Acqua	
Dormire	
Esercizio	
Altro	
Altro	

Note: ________________________________

Libro di bordo dell'emicrania

Libro di bordo dell'emicrania

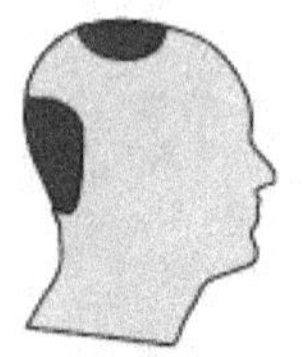 Collo

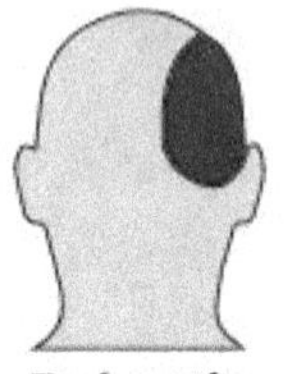 Emicrania

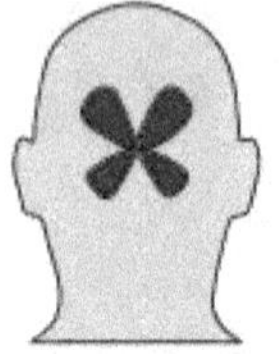 Sinus

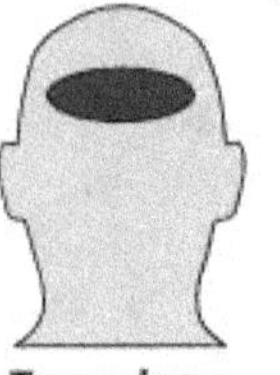 Tenasione

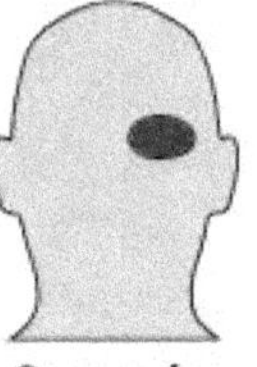 Grappolo

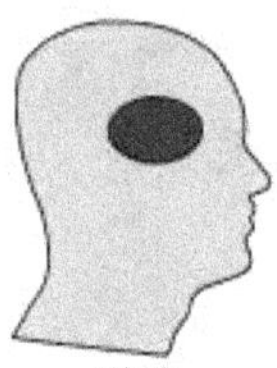 ATM

DATA: _______________ **TEMPO [ ]:** _________ _________

☐ ☐ ☐ ☐ ☐ ☐ _________

Gravità del dolore

1	2	3	4	5	6	7	8	9	10

Grilletto

☐ Fame		☐ L'insonnia	
☐ Luci luminose		☐ Malattia	
☐ Caffè		☐ Stanchezza	
☐ Stress al lavoro		☐ Odori/ Profumi	
☐ Stress a casa		☐ Movimento	
☐ Pasti saltati		☐ Affaticamento degli occhi	
☐ Ansia		☐ _____________	

Misure di soccorso

Farmaci	
Acqua	
Dormire	
Esercizio	
Altro	
Altro	

Note: _______________________________

Libro di bordo dell'emicrania

Libro di bordo dell'emicrania

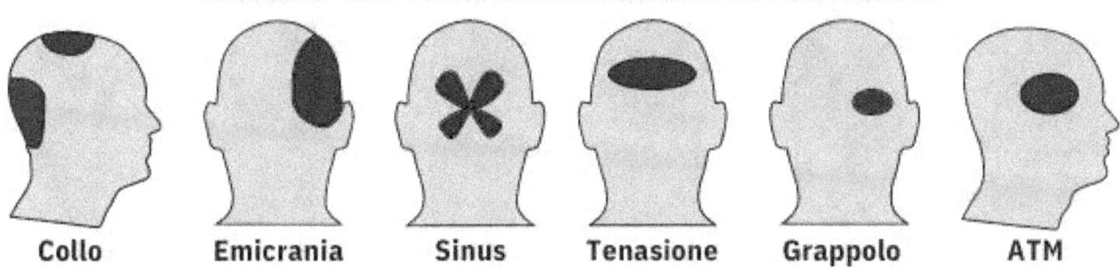

DATA:________________   TEMPO [ ]:__________   __________

☐   ☐   ☐   ☐   ☐   ☐   ___________

Gravità del dolore

1	2	3	4	5	6	7	8	9	10

Grilletto

☐ Fame	☐ L'insonnia
☐ Luci luminose	☐ Malattia
☐ Caffè	☐ Stanchezza
☐ Stress al lavoro	☐ Odori/ Profumi
☐ Stress a casa	☐ Movimento
☐ Pasti saltati	☐ Affaticamento degli occhi
☐ Ansia	☐ ________________

Misure di soccorso

Farmaci	
Acqua	
Dormire	
Esercizio	
Altro	
Altro	

Note: _______________________________________

Libro di bordo dell'emicrania

Libro di bordo dell'emicrania

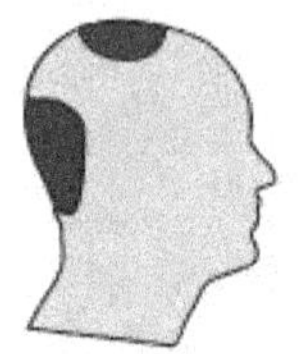 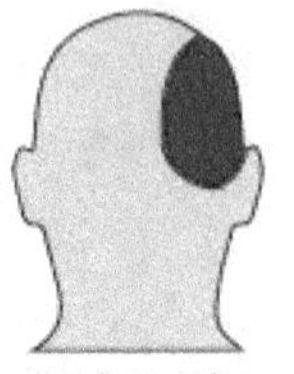 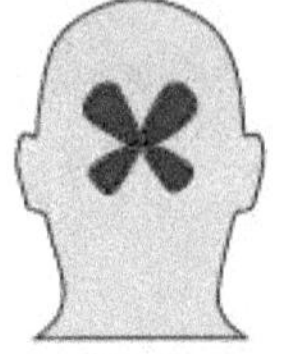 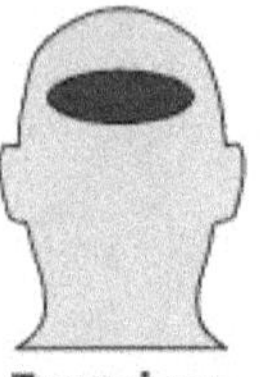 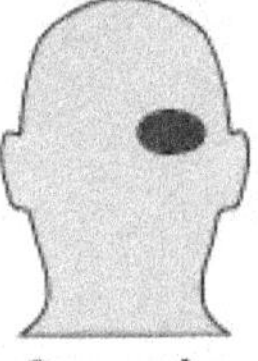 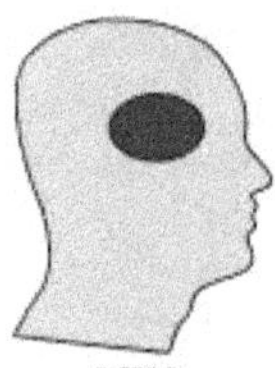

| Collo | Emicrania | Sinus | Tenasione | Grappolo | ATM |

DATA:_______________ **TEMPO [ ]:**_______________ _______________

Gravità del dolore

1	2	3	4	5	6	7	8	9	10

Grilletto

- ☐ Fame
- ☐ Luci luminose
- ☐ Caffè
- ☐ Stress al lavoro
- ☐ Stress a casa
- ☐ Pasti saltati
- ☐ Ansia
- ☐ L'insonnia
- ☐ Malattia
- ☐ Stanchezza
- ☐ Odori/ Profumi
- ☐ Movimento
- ☐ Affaticamento degli occhi
- ☐ _______________

Misure di soccorso

Farmaci	
Acqua	
Dormire	
Esercizio	
Altro	
Altro	

Note: _______________

Libro di bordo dell'emicrania

Libro di bordo dell'emicrania

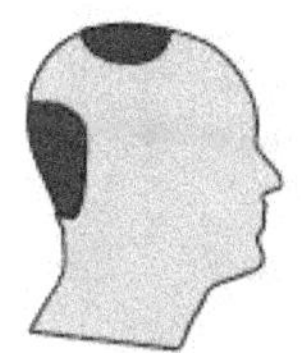 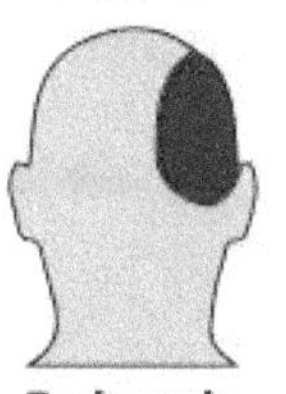 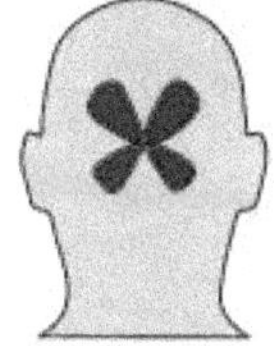 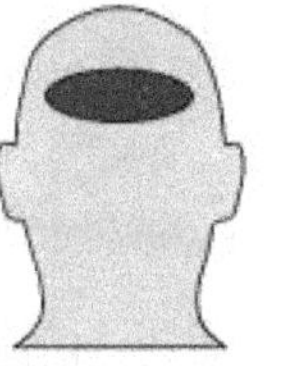 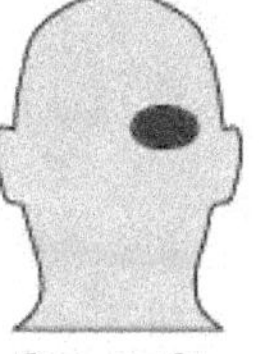 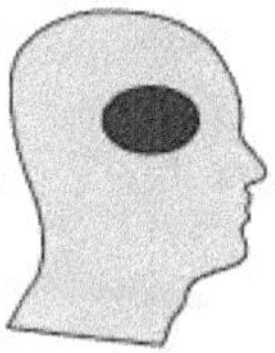

| Collo | Emicrania | Sinus | Tenasione | Grappolo | ATM |

DATA:___________________ **TEMPO [ ]:**___________ ___________

Gravità del dolore

| 1 | 2 | 3 | 4 | 5 | 6 | 7 | 8 | 9 | 10 |

Grilletto

- ☐ Fame
- ☐ Luci luminose
- ☐ Caffè
- ☐ Stress al lavoro
- ☐ Stress a casa
- ☐ Pasti saltati
- ☐ Ansia

- ☐ L'insonnia
- ☐ Malattia
- ☐ Stanchezza
- ☐ Odori/ Profumi
- ☐ Movimento
- ☐ Affaticamento degli occhi
- ☐ ___________________

Misure di soccorso

Farmaci	
Acqua	
Dormire	
Esercizio	
Altro	
Altro	

Note: ___________________________________

Libro di bordo dell'emicrania

Libro di bordo dell'emicrania

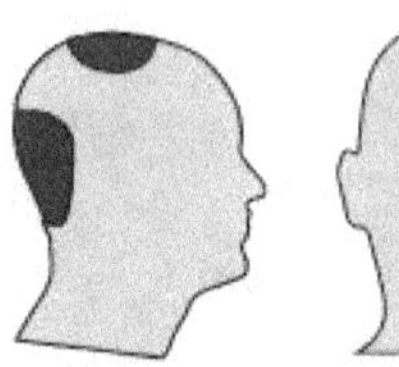 Collo   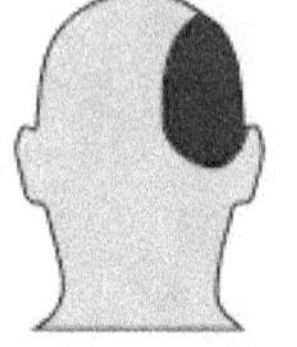 Emicrania   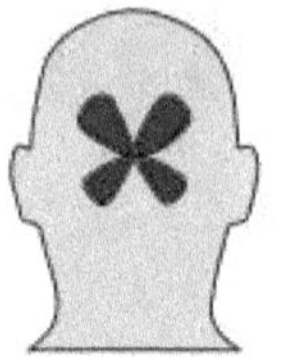 Sinus   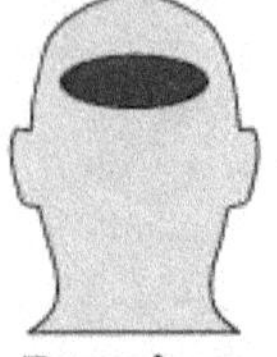 Tenasione   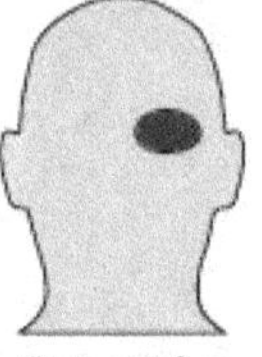 Grappolo   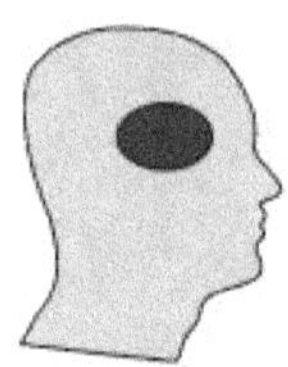 ATM

DATA: _______________   TEMPO [ ]: _________ _________

☐ ☐ ☐ ☐ ☐ ☐   🌡 _________

Gravità del dolore

1	2	3	4	5	6	7	8	9	10

Grilletto

☐ Fame	☐ L'insonnia
☐ Luci luminose	☐ Malattia
☐ Caffè	☐ Stanchezza
☐ Stress al lavoro	☐ Odori/ Profumi
☐ Stress a casa	☐ Movimento
☐ Pasti saltati	☐ Affaticamento degli occhi
☐ Ansia	☐ _______________

Misure di soccorso

Farmaci	
Acqua	
Dormire	
Esercizio	
Altro	
Altro	

Note: _______________

Libro di bordo dell'emicrania

Libro di bordo dell'emicrania

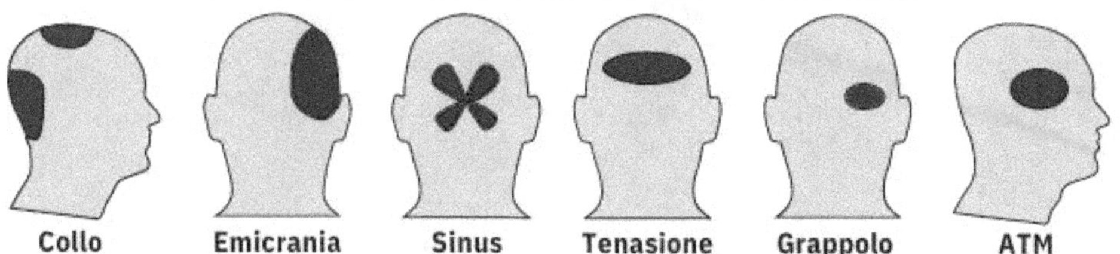

DATA:_______________ **TEMPO [ ]:**__________ __________

☐ ☐ ☐ ☐ ☐ ☐ 🌡 _______

Gravità del dolore

1	2	3	4	5	6	7	8	9	10

Grilletto

☐ Fame	☐ L'insonnia
☐ Luci luminose	☐ Malattia
☐ Caffè	☐ Stanchezza
☐ Stress al lavoro	☐ Odori/ Profumi
☐ Stress a casa	☐ Movimento
☐ Pasti saltati	☐ Affaticamento degli occhi
☐ Ansia	☐ _______________

Misure di soccorso

Farmaci	
Acqua	
Dormire	
Esercizio	
Altro	
Altro	

Note: _______________

Libro di bordo dell'emicrania

Libro di bordo dell'emicrania

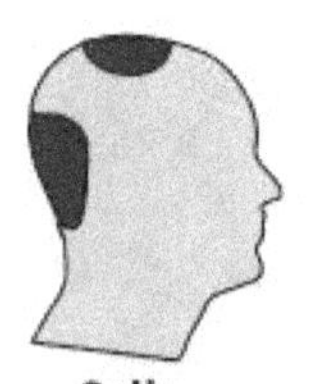 **Collo**
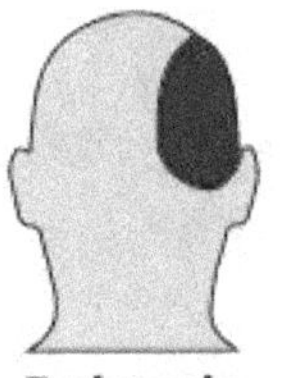 **Emicrania**
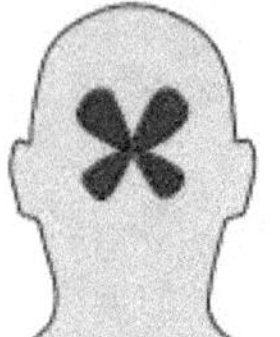 **Sinus**
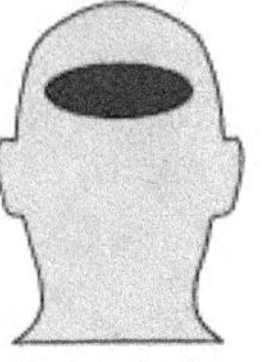 **Tenasione**
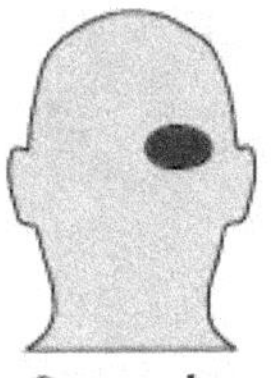 **Grappolo**
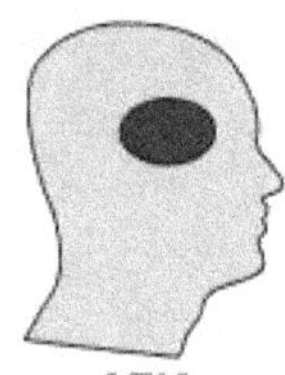 **ATM**

DATA:_______________   TEMPO [ ]:_____________   _____________

Gravità del dolore

1	2	3	4	5	6	7	8	9	10

Grilletto

☐ Fame   ☐ L'insonnia

☐ Luci luminose   ☐ Malattia

☐ Caffè   ☐ Stanchezza

☐ Stress al lavoro   ☐ Odori/ Profumi

☐ Stress a casa   ☐ Movimento

☐ Pasti saltati   ☐ Affaticamento degli occhi

☐ Ansia   ☐ _______________

Misure di soccorso

Farmaci	
Acqua	
Dormire	
Esercizio	
Altro	
Altro	

Note: _______________________________

Libro di bordo dell'emicrania

Libro di bordo dell'emicrania

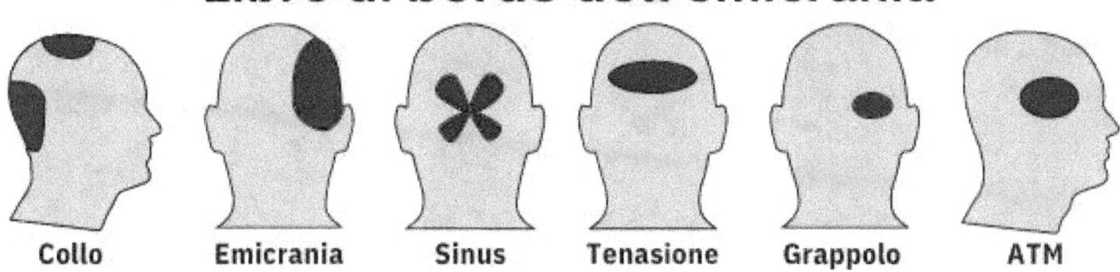

DATA:_______________   TEMPO [ ]:___________   ___________

☐   ☐   ☐   ☐   ☐   ☐

Gravità del dolore

1	2	3	4	5	6	7	8	9	10

Grilletto

☐ Fame		☐ L'insonnia
☐ Luci luminose		☐ Malattia
☐ Caffè		☐ Stanchezza
☐ Stress al lavoro		☐ Odori/ Profumi
☐ Stress a casa		☐ Movimento
☐ Pasti saltati		☐ Affaticamento degli occhi
☐ Ansia		☐ _______________

Misure di soccorso

Farmaci	
Acqua	
Dormire	
Esercizio	
Altro	
Altro	

Note: _______________________________________

Libro di bordo dell'emicrania

Libro di bordo dell'emicrania

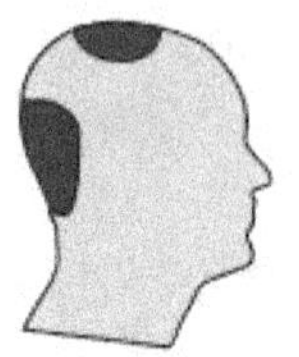
Collo

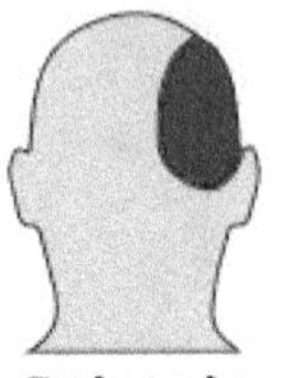
Emicrania

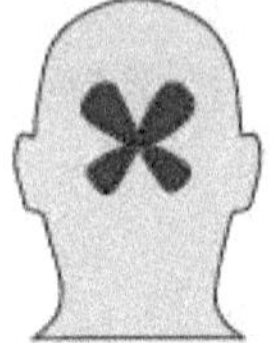
Sinus

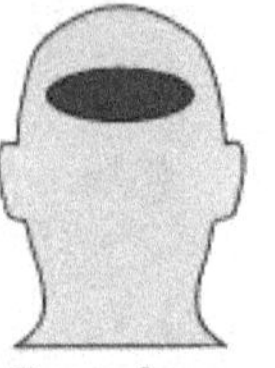
Tenasione

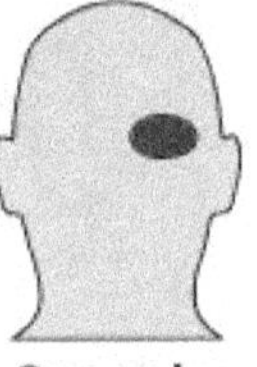
Grappolo

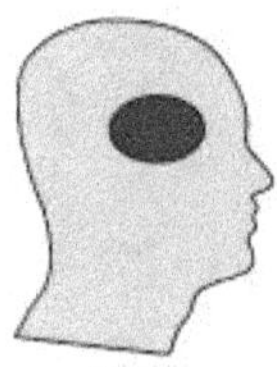
ATM

DATA:________________ TEMPO [ ]:__________ __________

Gravità del dolore

1	2	3	4	5	6	7	8	9	10

Grilletto

- ☐ Fame
- ☐ Luci luminose
- ☐ Caffè
- ☐ Stress al lavoro
- ☐ Stress a casa
- ☐ Pasti saltati
- ☐ Ansia

- ☐ L'insonnia
- ☐ Malattia
- ☐ Stanchezza
- ☐ Odori/ Profumi
- ☐ Movimento
- ☐ Affaticamento degli occhi
- ☐ __________________

Misure di soccorso

Farmaci	
Acqua	
Dormire	
Esercizio	
Altro	
Altro	

Note: ____

Libro di bordo dell'emicrania

Libro di bordo dell'emicrania

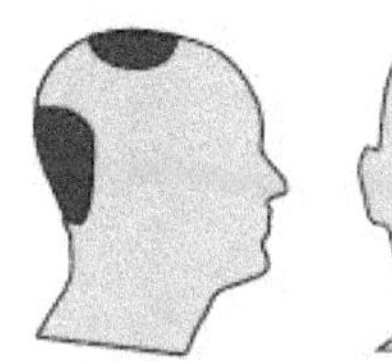 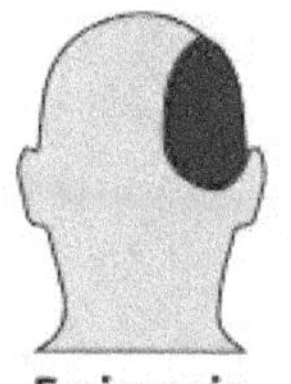 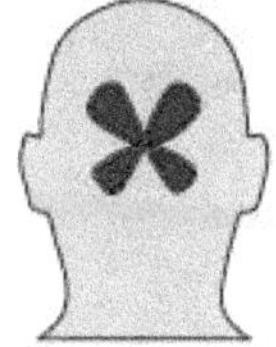 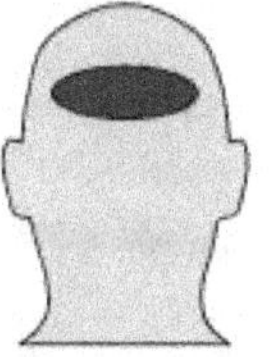 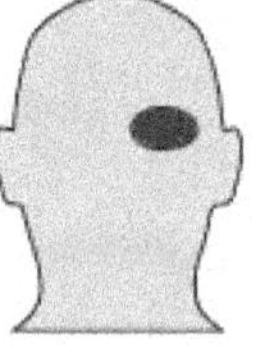 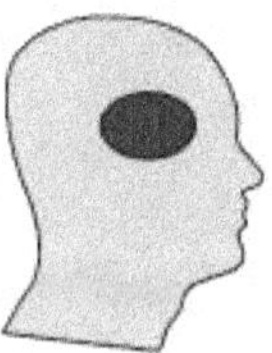

| Collo | Emicrania | Sinus | Tenasione | Grappolo | ATM |

DATA:_______________   **TEMPO [ ]:**___________   ___________

☐   ☐   ☐   ☐   ☐   ☐   🌡 _______

Gravità del dolore

1	2	3	4	5	6	7	8	9	10

Grilletto

☐ Fame	☐ L'insonnia
☐ Luci luminose	☐ Malattia
☐ Caffè	☐ Stanchezza
☐ Stress al lavoro	☐ Odori/ Profumi
☐ Stress a casa	☐ Movimento
☐ Pasti saltati	☐ Affaticamento degli occhi
☐ Ansia	☐ _______________

Misure di soccorso

Farmaci	
Acqua	
Dormire	
Esercizio	
Altro	
Altro	

Note: ____________________________________

Libro di bordo dell'emicrania

Libro di bordo dell'emicrania

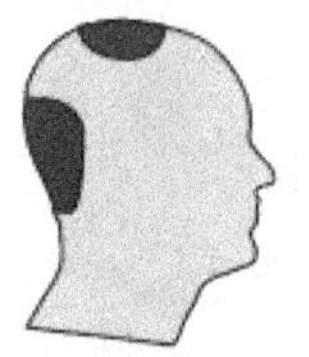 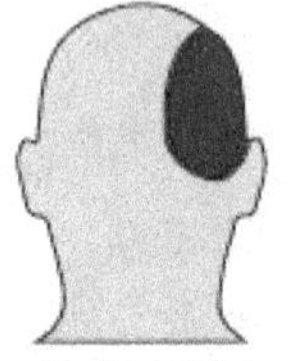 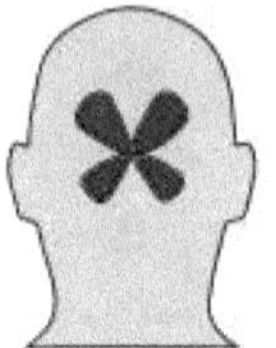 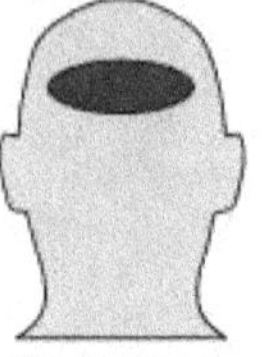 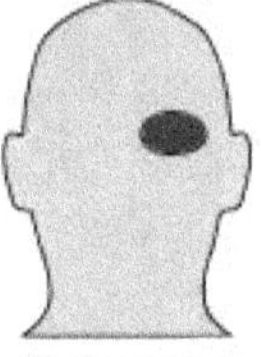 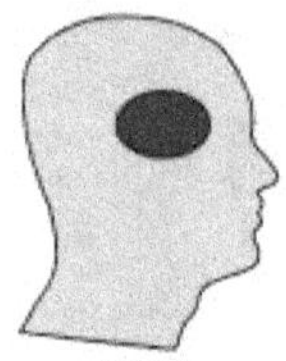

Collo	Emicrania	Sinus	Tenasione	Grappolo	ATM

DATA:_______________ TEMPO [ ]:___________ ___________

☐ ☐ ☐ ☐ ☐ ☐ 🌡______

Gravità del dolore

1	2	3	4	5	6	7	8	9	10

Grilletto

☐ Fame   ☐ L'insonnia

☐ Luci luminose   ☐ Malattia

☐ Caffè   ☐ Stanchezza

☐ Stress al lavoro   ☐ Odori/ Profumi

☐ Stress a casa   ☐ Movimento

☐ Pasti saltati   ☐ Affaticamento degli occhi

☐ Ansia   ☐ _______________

Misure di soccorso

Farmaci	
Acqua	
Dormire	
Esercizio	
Altro	
Altro	

Note: _______________________________

Libro di bordo dell'emicrania

Libro di bordo dell'emicrania

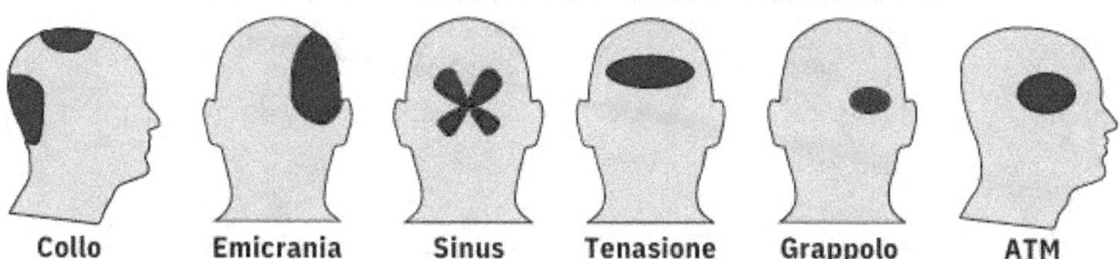

DATA:_____________   TEMPO [ ]:_________ _________

☐ ☐ ☐ ☐ ☐ ☐   🌡_________

Gravità del dolore

1	2	3	4	5	6	7	8	9	10

Grilletto

☐ Fame

☐ Luci luminose

☐ Caffè

☐ Stress al lavoro

☐ Stress a casa

☐ Pasti saltati

☐ Ansia

☐ L'insonnia

☐ Malattia

☐ Stanchezza

☐ Odori/ Profumi

☐ Movimento

☐ Affaticamento degli occhi

☐ _____________

Misure di soccorso

Farmaci	
Acqua	
Dormire	
Esercizio	
Altro	
Altro	

Note: ____

Libro di bordo dell'emicrania

Libro di bordo dell'emicrania

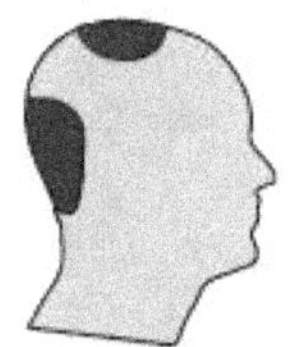 Collo

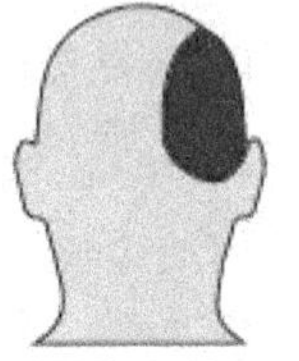 Emicrania

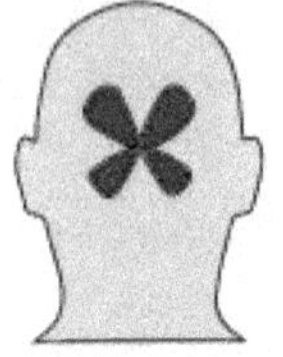 Sinus

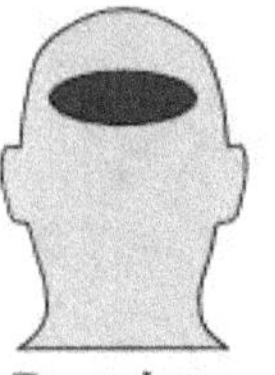 Tenasione

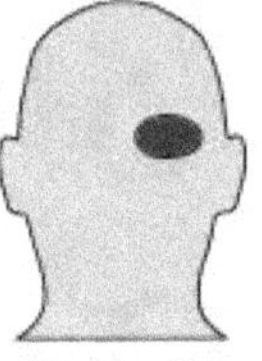 Grappolo

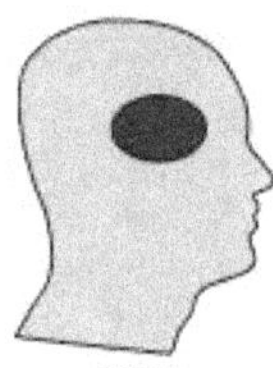 ATM

DATA:_______________ **TEMPO [ ]:**__________ __________

☐ ☐ ☐ ☐ ☐ ☐ 🌡_______

Gravità del dolore

1	2	3	4	5	6	7	8	9	10

Grilletto

☐ Fame		☐ L'insonnia
☐ Luci luminose		☐ Malattia
☐ Caffè		☐ Stanchezza
☐ Stress al lavoro		☐ Odori/ Profumi
☐ Stress a casa		☐ Movimento
☐ Pasti saltati		☐ Affaticamento degli occhi
☐ Ansia		☐ _______________

Misure di soccorso

Farmaci	
Acqua	
Dormire	
Esercizio	
Altro	
Altro	

Note: _______________

Libro di bordo dell'emicrania

Libro di bordo dell'emicrania

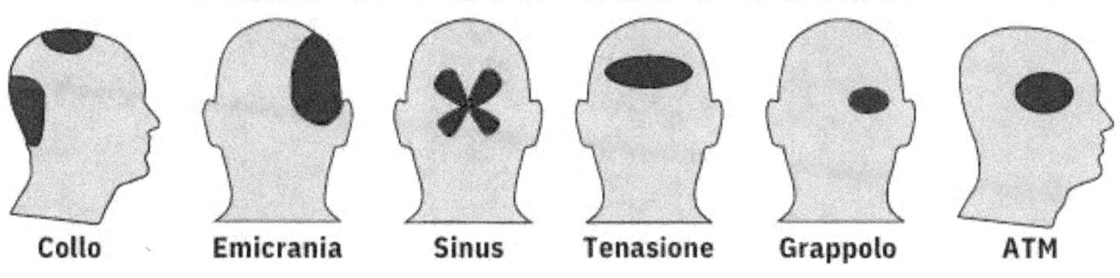

DATA:________________________   TEMPO [ ]:__________   __________

☐ ☐ ☐ ☐ ☐ ☐

Gravità del dolore

1	2	3	4	5	6	7	8	9	10

Grilletto

☐ Fame   ☐ L'insonnia

☐ Luci luminose   ☐ Malattia

☐ Caffè   ☐ Stanchezza

☐ Stress al lavoro   ☐ Odori/ Profumi

☐ Stress a casa   ☐ Movimento

☐ Pasti saltati   ☐ Affaticamento degli occhi

☐ Ansia   ☐ ________________

Misure di soccorso

Farmaci	
Acqua	
Dormire	
Esercizio	
Altro	
Altro	

Note: ________________________

Libro di bordo dell'emicrania

Libro di bordo dell'emicrania

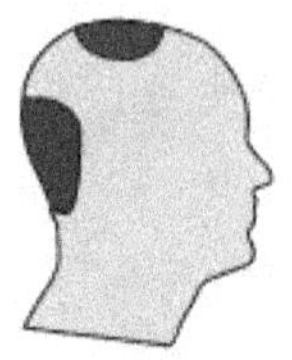 Collo
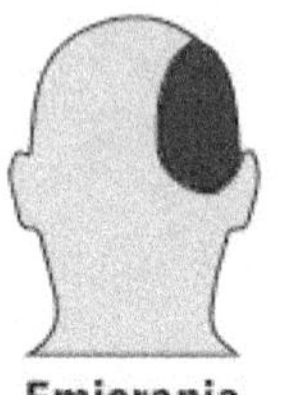 Emicrania
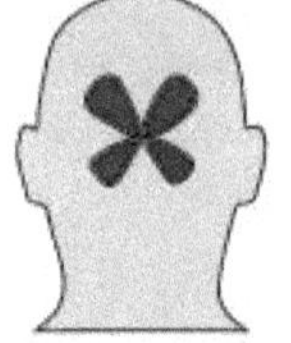 Sinus
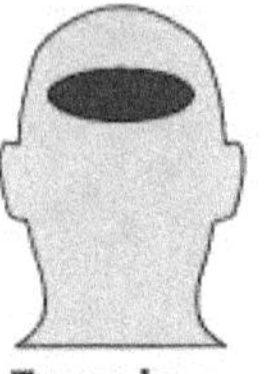 Tenasione
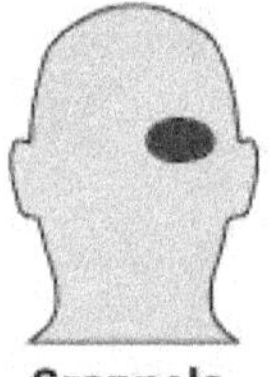 Grappolo
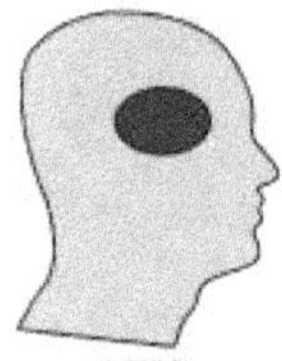 ATM

DATA:______________________ TEMPO [ ]:________________ ______________

☐ ☐ ☐ ☐ ☐ ☐ ___________

Gravità del dolore

1	2	3	4	5	6	7	8	9	10

Grilletto

☐ Fame

☐ Luci luminose

☐ Caffè

☐ Stress al lavoro

☐ Stress a casa

☐ Pasti saltati

☐ Ansia

☐ L'insonnia

☐ Malattia

☐ Stanchezza

☐ Odori/ Profumi

☐ Movimento

☐ Affaticamento degli occhi

☐ _______________

Misure di soccorso

Farmaci	
Acqua	
Dormire	
Esercizio	
Altro	
Altro	

Note: ____

Libro di bordo dell'emicrania

Libro di bordo dell'emicrania

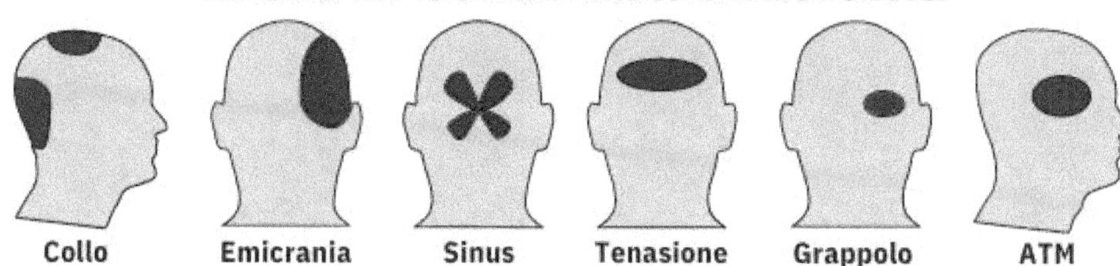

DATA:___________________   TEMPO [ ]:___________   ___________

☐   ☐   ☐   ☐   ☐   ☐

Gravità del dolore

1	2	3	4	5	6	7	8	9	10

Grilletto

☐ Fame   ☐ L'insonnia

☐ Luci luminose   ☐ Malattia

☐ Caffè   ☐ Stanchezza

☐ Stress al lavoro   ☐ Odori/ Profumi

☐ Stress a casa   ☐ Movimento

☐ Pasti saltati   ☐ Affaticamento degli occhi

☐ Ansia   ☐ ___________________

Misure di soccorso

Farmaci	
Acqua	
Dormire	
Esercizio	
Altro	
Altro	

Note: ____

Libro di bordo dell'emicrania

Libro di bordo dell'emicrania

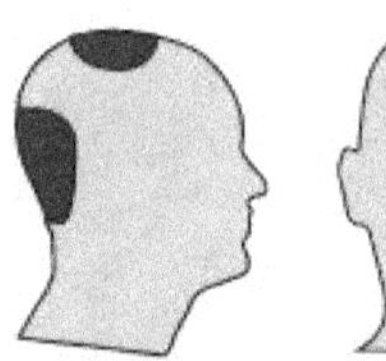 Collo
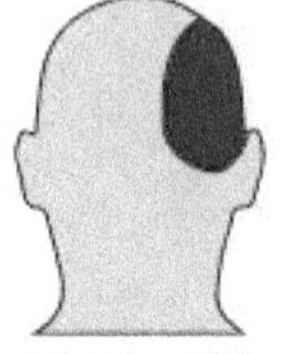 Emicrania
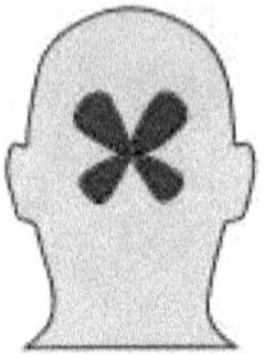 Sinus
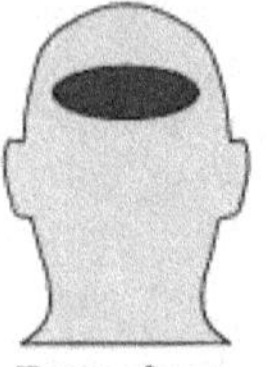 Tenasione
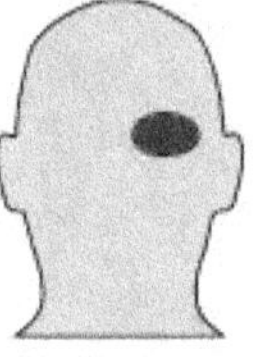 Grappolo
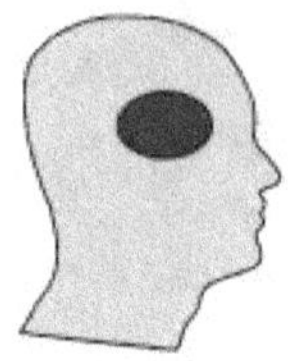 ATM

DATA:________________ TEMPO [ ]:________________ ________________

Gravità del dolore

1	2	3	4	5	6	7	8	9	10

Grilletto

- ☐ Fame
- ☐ Luci luminose
- ☐ Caffè
- ☐ Stress al lavoro
- ☐ Stress a casa
- ☐ Pasti saltati
- ☐ Ansia

- ☐ L'insonnia
- ☐ Malattia
- ☐ Stanchezza
- ☐ Odori/ Profumi
- ☐ Movimento
- ☐ Affaticamento degli occhi
- ☐ ________________

Misure di soccorso

Farmaci	
Acqua	
Dormire	
Esercizio	
Altro	
Altro	

Note: ________________

Libro di bordo dell'emicrania

Libro di bordo dell'emicrania

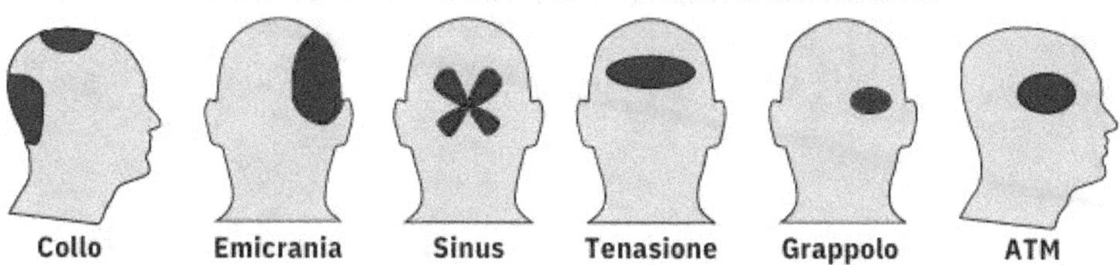

DATA:___________________   TEMPO [ ]:___________   ___________

☐   ☐   ☐   ☐   ☐   ☐   🌡 ___________

Gravità del dolore

1	2	3	4	5	6	7	8	9	10

Grilletto

☐ Fame   ☐ L'insonnia

☐ Luci luminose   ☐ Malattia

☐ Caffè   ☐ Stanchezza

☐ Stress al lavoro   ☐ Odori/ Profumi

☐ Stress a casa   ☐ Movimento

☐ Pasti saltati   ☐ Affaticamento degli occhi

☐ Ansia   ☐ _______________

Misure di soccorso

Farmaci	
Acqua	
Dormire	
Esercizio	
Altro	
Altro	

Note: ____

Libro di bordo dell'emicrania

Libro di bordo dell'emicrania

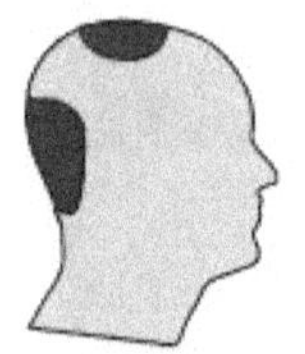

Collo

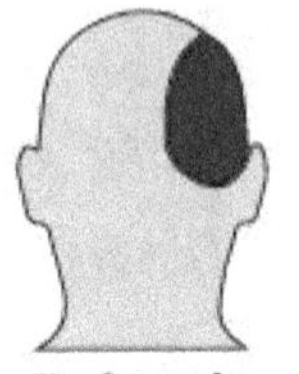

Emicrania

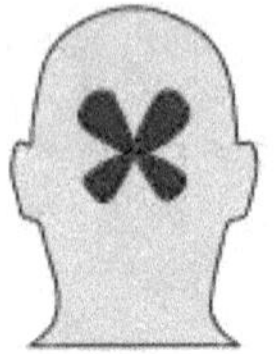

Sinus

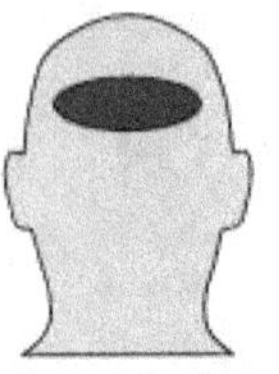

Tenasione

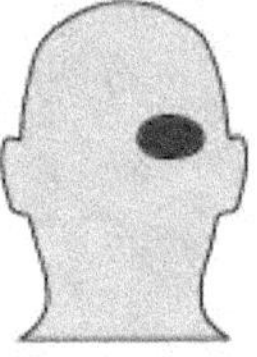

Grappolo

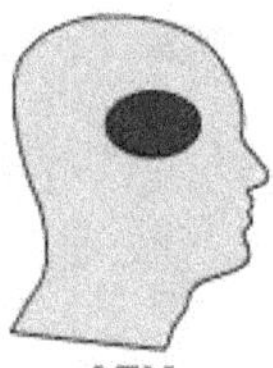

ATM

DATA:___________________   TEMPO [ ]:__________ __________

☼	⛅	🌥	🌦	🌧	🌨	🌡
☐	☐	☐	☐	☐	☐	______

Gravità del dolore

1	2	3	4	5	6	7	8	9	10

Grilletto

☐ Fame		☐ L'insonnia
☐ Luci luminose		☐ Malattia
☐ Caffè		☐ Stanchezza
☐ Stress al lavoro		☐ Odori/ Profumi
☐ Stress a casa		☐ Movimento
☐ Pasti saltati		☐ Affaticamento degli occhi
☐ Ansia		☐ _______________

Misure di soccorso

Farmaci	
Acqua	
Dormire	
Esercizio	
Altro	
Altro	

Note: ____

Libro di bordo dell'emicrania

Libro di bordo dell'emicrania

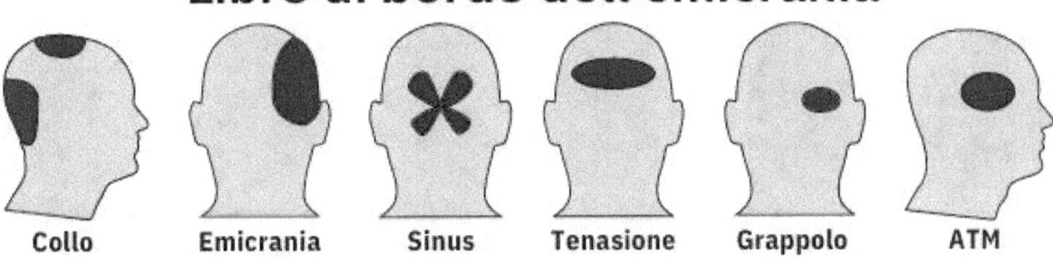

DATA:________________   TEMPO [ ]:__________   __________

Gravità del dolore

1	2	3	4	5	6	7	8	9	10

Grilletto

- ☐ Fame
- ☐ Luci luminose
- ☐ Caffè
- ☐ Stress al lavoro
- ☐ Stress a casa
- ☐ Pasti saltati
- ☐ Ansia

- ☐ L'insonnia
- ☐ Malattia
- ☐ Stanchezza
- ☐ Odori/ Profumi
- ☐ Movimento
- ☐ Affaticamento degli occhi
- ☐ ________________

Misure di soccorso

Farmaci	
Acqua	
Dormire	
Esercizio	
Altro	
Altro	

Note: ________________________

Libro di bordo dell'emicrania

Libro di bordo dell'emicrania

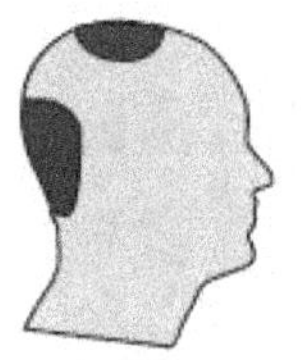
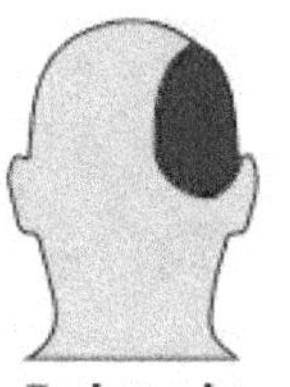
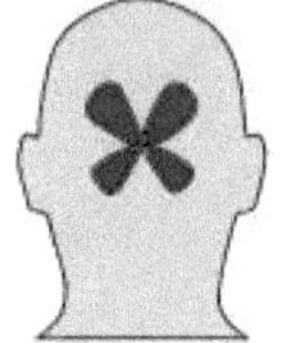
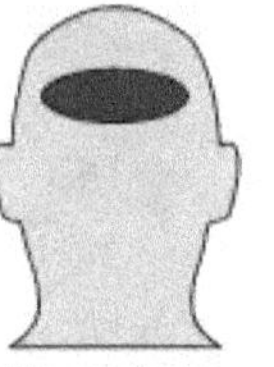
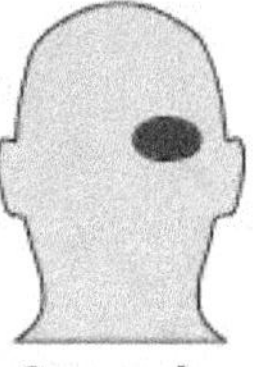
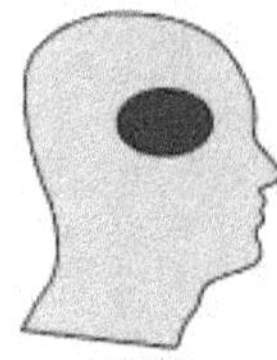

Collo	Emicrania	Sinus	Tenasione	Grappolo	ATM

DATA:___________________ TEMPO [ ]:___________ ___________

☐ ☐ ☐ ☐ ☐ ☐ 🌡___________

Gravità del dolore

1	2	3	4	5	6	7	8	9	10

Grilletto

☐ Fame
☐ Luci luminose
☐ Caffè
☐ Stress al lavoro
☐ Stress a casa
☐ Pasti saltati
☐ Ansia

☐ L'insonnia
☐ Malattia
☐ Stanchezza
☐ Odori/ Profumi
☐ Movimento
☐ Affaticamento degli occhi
☐ ___________________

Misure di soccorso

Farmaci	
Acqua	
Dormire	
Esercizio	
Altro	
Altro	

Note: ___________________________________

Libro di bordo dell'emicrania

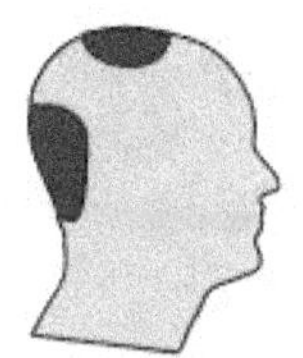

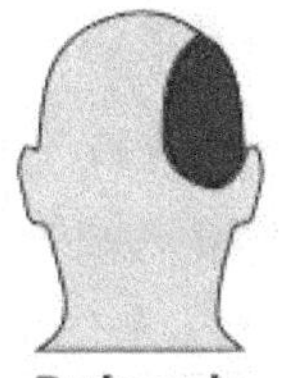

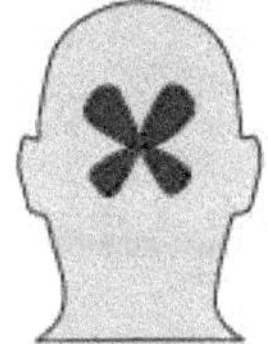

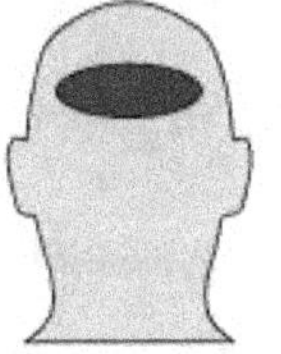

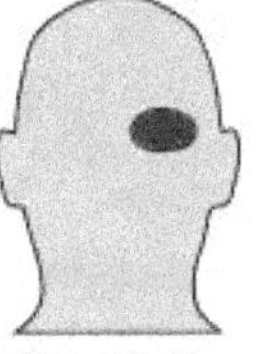

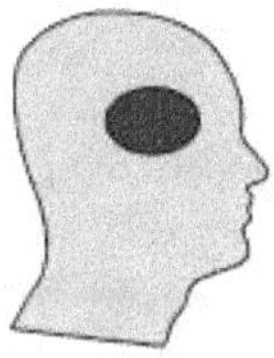

DATA:______________________   **TEMPO [ ]:**______________ ______________

☐   ☐   ☐   ☐   ☐   ☐   🌡 ______________

Gravità del dolore

1	2	3	4	5	6	7	8	9	10

Grilletto

☐ Fame	☐ L'insonnia
☐ Luci luminose	☐ Malattia
☐ Caffè	☐ Stanchezza
☐ Stress al lavoro	☐ Odori/ Profumi
☐ Stress a casa	☐ Movimento
☐ Pasti saltati	☐ Affaticamento degli occhi
☐ Ansia	☐ ________________

Misure di soccorso

Farmaci	
Acqua	
Dormire	
Esercizio	
Altro	
Altro	

Note: ____

Libro di bordo dell'emicrania

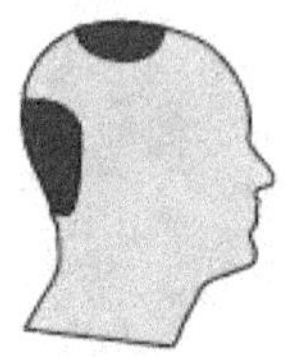 **Collo**
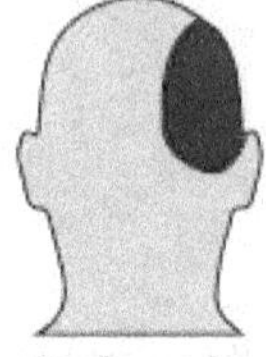 **Emicrania**
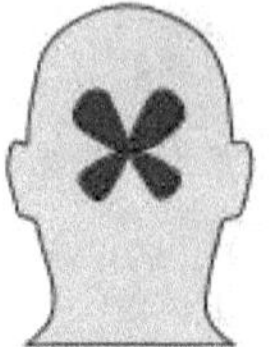 **Sinus**
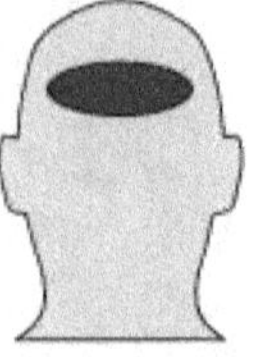 **Tenasione**
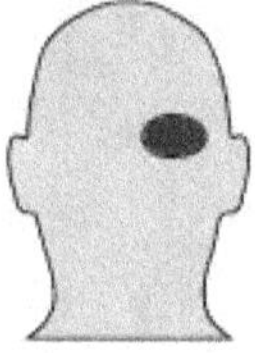 **Grappolo**
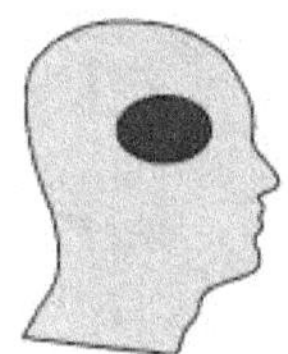 **ATM**

DATA:______________   TEMPO [ ]:__________   __________

☐ ☐ ☐ ☐ ☐ ☐ 🌡 ________

Gravità del dolore

1	2	3	4	5	6	7	8	9	10

Grilletto

☐ Fame	☐ L'insonnia
☐ Luci luminose	☐ Malattia
☐ Caffè	☐ Stanchezza
☐ Stress al lavoro	☐ Odori/ Profumi
☐ Stress a casa	☐ Movimento
☐ Pasti saltati	☐ Affaticamento degli occhi
☐ Ansia	☐ ________________

Misure di soccorso

Farmaci	
Acqua	
Dormire	
Esercizio	
Altro	
Altro	

Note: ________________________

Libro di bordo dell'emicrania

Libro di bordo dell'emicrania

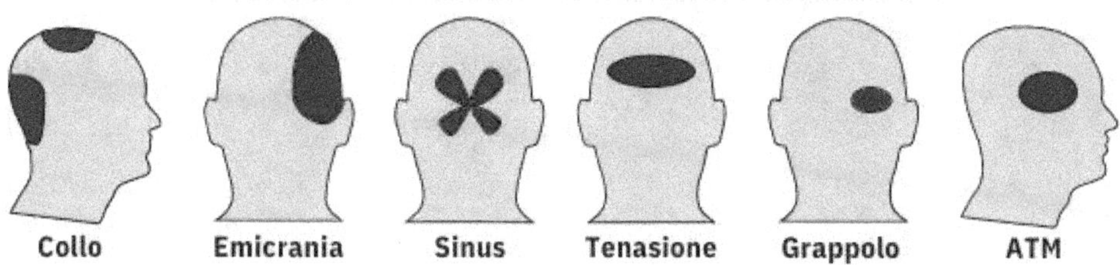

DATA:________________   TEMPO [ ]:____________ ____________

[ ]   [ ]   [ ]   [ ]   [ ]   [ ]   🌡_________

Gravità del dolore

1	2	3	4	5	6	7	8	9	10

Grilletto

[ ] Fame	[ ] L'insonnia
[ ] Luci luminose	[ ] Malattia
[ ] Caffè	[ ] Stanchezza
[ ] Stress al lavoro	[ ] Odori/ Profumi
[ ] Stress a casa	[ ] Movimento
[ ] Pasti saltati	[ ] Affaticamento degli occhi
[ ] Ansia	[ ] ________________

Misure di soccorso

Farmaci	
Acqua	
Dormire	
Esercizio	
Altro	
Altro	

Note: ________________________________

Libro di bordo dell'emicrania

Libro di bordo dell'emicrania

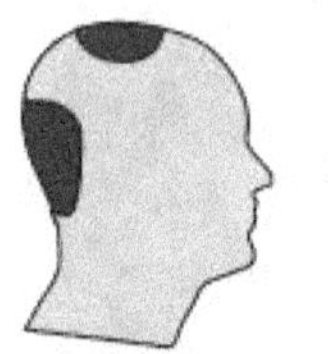
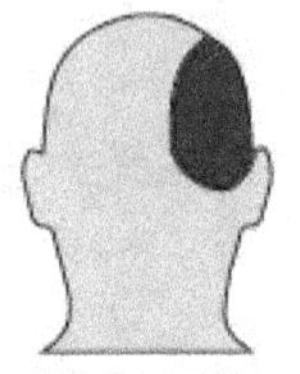
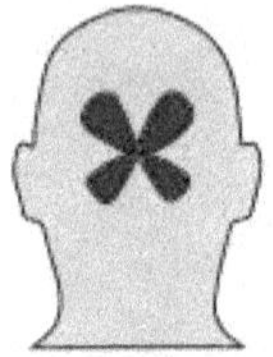
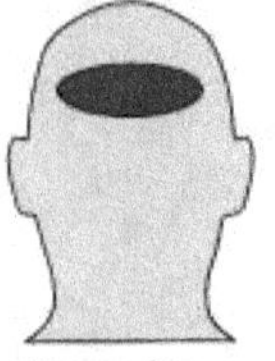
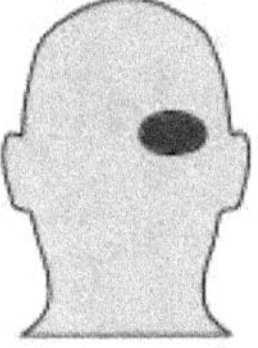
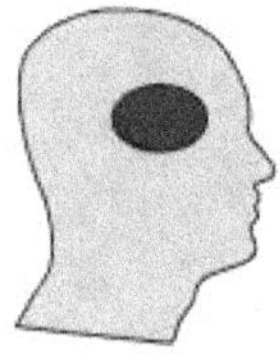

| Collo | Emicrania | Sinus | Tenasione | Grappolo | ATM |

DATA:________________   TEMPO [ ]:__________ __________

☐   ☐   ☐   ☐   ☐   ☐   🌡 ________

Gravità del dolore

1	2	3	4	5	6	7	8	9	10

Grilletto

☐ Fame	☐ L'insonnia
☐ Luci luminose	☐ Malattia
☐ Caffè	☐ Stanchezza
☐ Stress al lavoro	☐ Odori/ Profumi
☐ Stress a casa	☐ Movimento
☐ Pasti saltati	☐ Affaticamento degli occhi
☐ Ansia	☐ ________________

Misure di soccorso

Farmaci	
Acqua	
Dormire	
Esercizio	
Altro	
Altro	

Note: ____

Libro di bordo dell'emicrania

Libro di bordo dell'emicrania

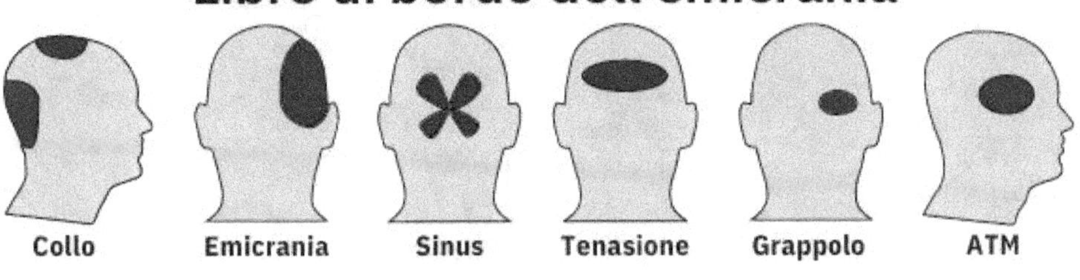

DATA:_________________   TEMPO [ ]:__________   __________

Gravità del dolore

1	2	3	4	5	6	7	8	9	10

Grilletto

☐ Fame	☐ L'insonnia
☐ Luci luminose	☐ Malattia
☐ Caffè	☐ Stanchezza
☐ Stress al lavoro	☐ Odori/ Profumi
☐ Stress a casa	☐ Movimento
☐ Pasti saltati	☐ Affaticamento degli occhi
☐ Ansia	☐ _________________

Misure di soccorso

Farmaci	
Acqua	
Dormire	
Esercizio	
Altro	
Altro	

Note: ___________________________________

Libro di bordo dell'emicrania

Libro di bordo dell'emicrania

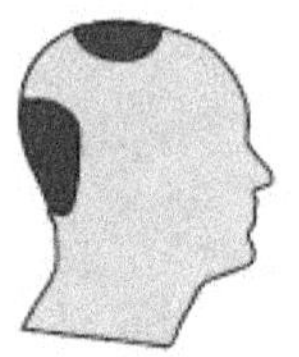 Collo
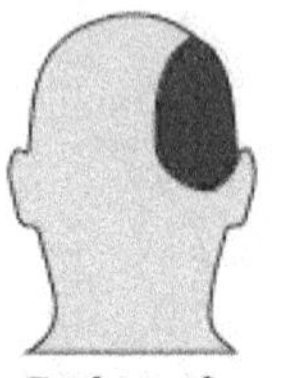 Emicrania
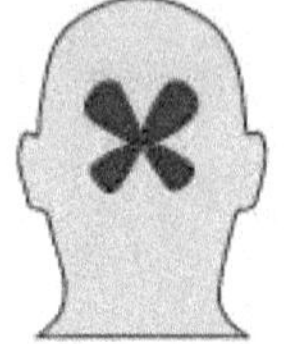 Sinus
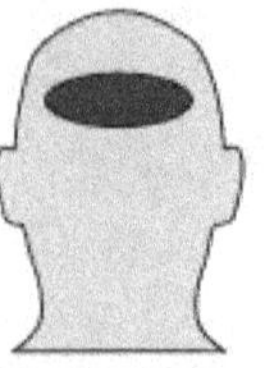 Tenasione
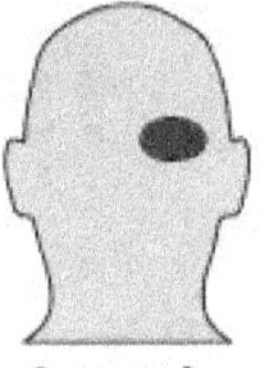 Grappolo
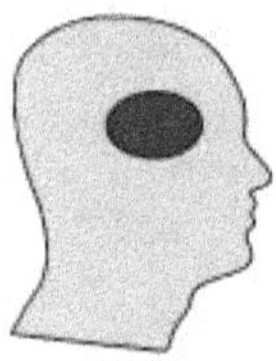 ATM

DATA:________________   TEMPO [ ]:__________   __________

☐   ☐   ☐   ☐   ☐   ☐

Gravità del dolore

1	2	3	4	5	6	7	8	9	10

Grilletto

☐ Fame   ☐ L'insonnia

☐ Luci luminose   ☐ Malattia

☐ Caffè   ☐ Stanchezza

☐ Stress al lavoro   ☐ Odori/ Profumi

☐ Stress a casa   ☐ Movimento

☐ Pasti saltati   ☐ Affaticamento degli occhi

☐ Ansia   ☐ ________________

Misure di soccorso

Farmaci	
Acqua	
Dormire	
Esercizio	
Altro	
Altro	

Note: ________________

Libro di bordo dell'emicrania

Libro di bordo dell'emicrania

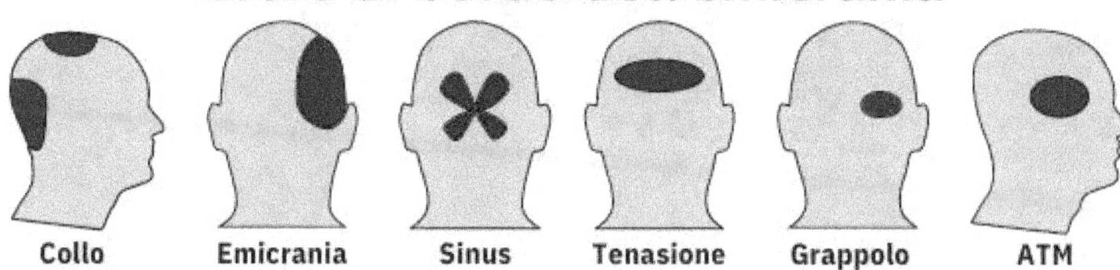

DATA:_____________   TEMPO [ ]:__________   __________

☐   ☐   ☐   ☐   ☐   ☐   🌡________

Gravità del dolore

1	2	3	4	5	6	7	8	9	10

Grilletto

☐ Fame ☐ L'insonnia

☐ Luci luminose ☐ Malattia

☐ Caffè ☐ Stanchezza

☐ Stress al lavoro ☐ Odori/ Profumi

☐ Stress a casa ☐ Movimento

☐ Pasti saltati ☐ Affaticamento degli occhi

☐ Ansia ☐ _____________

Misure di soccorso

Farmaci	
Acqua	
Dormire	
Esercizio	
Altro	
Altro	

Note: ___________________________

Libro di bordo dell'emicrania

Libro di bordo dell'emicrania

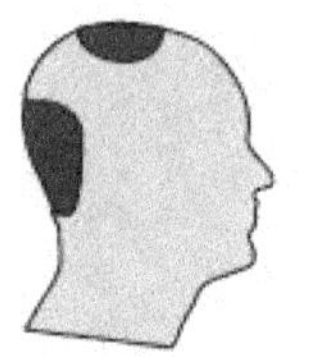 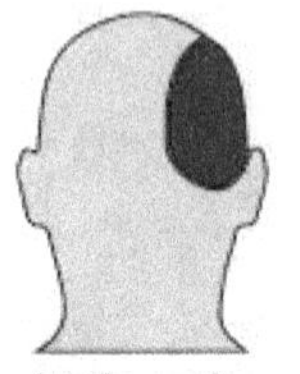 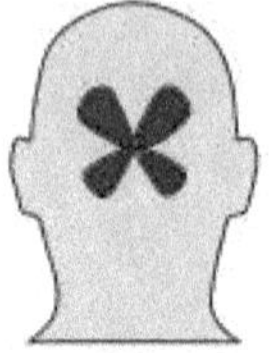 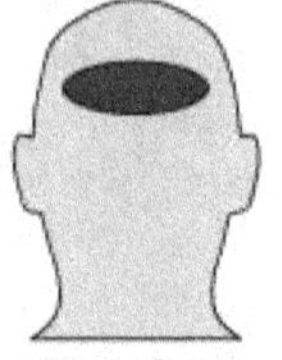 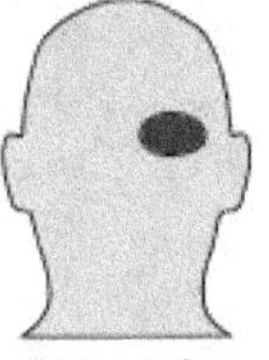 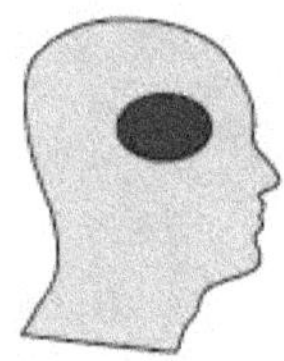

| Collo | Emicrania | Sinus | Tenasione | Grappolo | ATM |

DATA:______________   **TEMPO [ ]:**__________   __________

☐   ☐   ☐   ☐   ☐   ☐

Gravità del dolore

1	2	3	4	5	6	7	8	9	10

Grilletto

☐ Fame		☐ L'insonnia
☐ Luci luminose		☐ Malattia
☐ Caffè		☐ Stanchezza
☐ Stress al lavoro		☐ Odori/ Profumi
☐ Stress a casa		☐ Movimento
☐ Pasti saltati		☐ Affaticamento degli occhi
☐ Ansia		☐ ______________

Misure di soccorso

Farmaci	
Acqua	
Dormire	
Esercizio	
Altro	
Altro	

Note: ______________________________

Libro di bordo dell'emicrania

Libro di bordo dell'emicrania

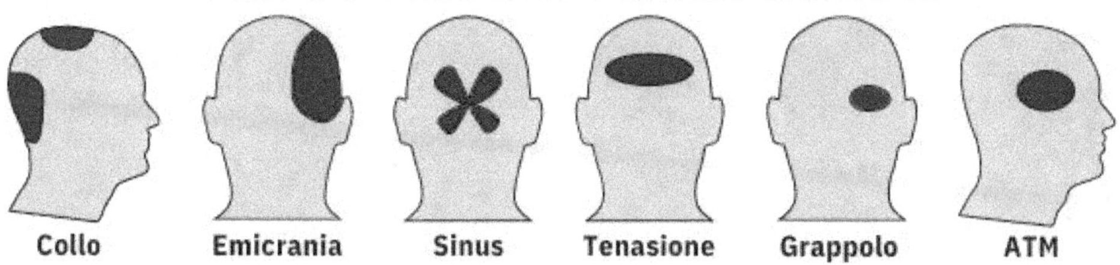

DATA:________________   TEMPO [ ]:__________   __________

☐   ☐   ☐   ☐   ☐   ☐   🌡 ________

Gravità del dolore

1	2	3	4	5	6	7	8	9	10

Grilletto

☐ Fame   ☐ L'insonnia

☐ Luci luminose   ☐ Malattia

☐ Caffè   ☐ Stanchezza

☐ Stress al lavoro   ☐ Odori/ Profumi

☐ Stress a casa   ☐ Movimento

☐ Pasti saltati   ☐ Affaticamento degli occhi

☐ Ansia   ☐ ________________

Misure di soccorso

Farmaci	
Acqua	
Dormire	
Esercizio	
Altro	
Altro	

Note: ____

Libro di bordo dell'emicrania

Libro di bordo dell'emicrania

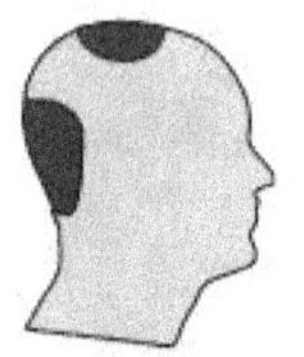
Collo

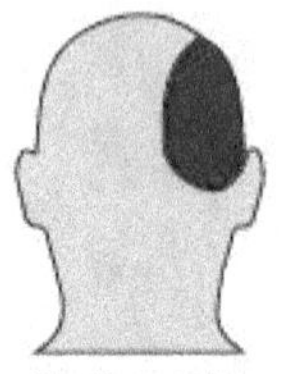
Emicrania

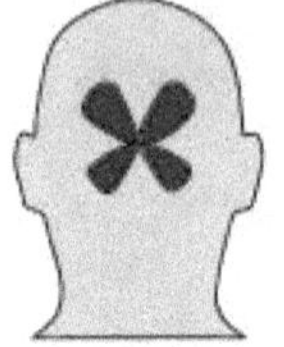
Sinus

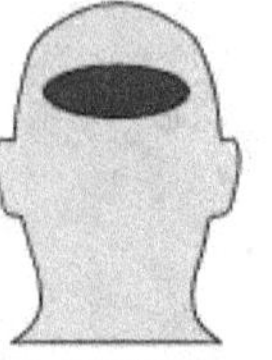
Tenasione

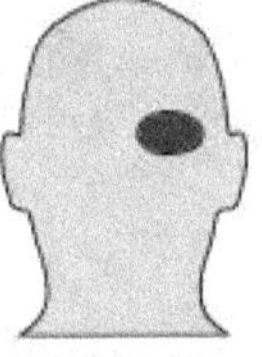
Grappolo

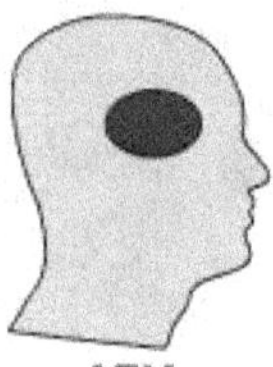
ATM

DATA:_________________   TEMPO [ ]:__________   __________

Gravità del dolore

1	2	3	4	5	6	7	8	9	10

Grilletto

- ☐ Fame
- ☐ Luci luminose
- ☐ Caffè
- ☐ Stress al lavoro
- ☐ Stress a casa
- ☐ Pasti saltati
- ☐ Ansia

- ☐ L'insonnia
- ☐ Malattia
- ☐ Stanchezza
- ☐ Odori/ Profumi
- ☐ Movimento
- ☐ Affaticamento degli occhi
- ☐ _________________

Misure di soccorso

Farmaci	
Acqua	
Dormire	
Esercizio	
Altro	
Altro	

Note: _________________________________

Libro di bordo dell'emicrania

Libro di bordo dell'emicrania

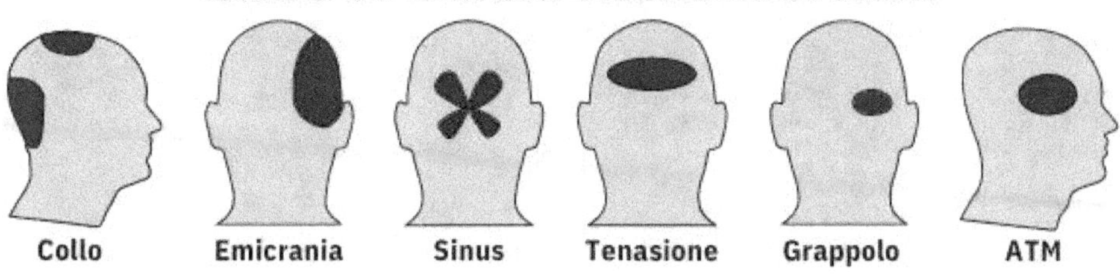

DATA:______________________   TEMPO [ ]:__________   __________

☐   ☐   ☐   ☐   ☐   ☐   __________

Gravità del dolore

1	2	3	4	5	6	7	8	9	10

Grilletto

☐ Fame	☐ L'insonnia
☐ Luci luminose	☐ Malattia
☐ Caffè	☐ Stanchezza
☐ Stress al lavoro	☐ Odori/ Profumi
☐ Stress a casa	☐ Movimento
☐ Pasti saltati	☐ Affaticamento degli occhi
☐ Ansia	☐ ______________

Misure di soccorso

Farmaci	
Acqua	
Dormire	
Esercizio	
Altro	
Altro	

Note: ______________________

Libro di bordo dell'emicrania

Libro di bordo dell'emicrania

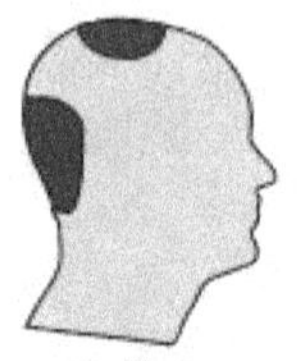
Collo

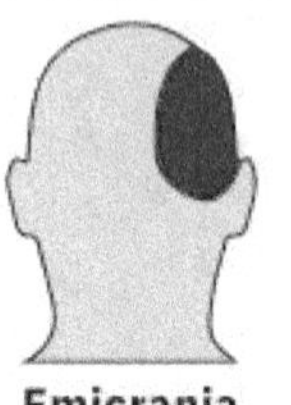
Emicrania

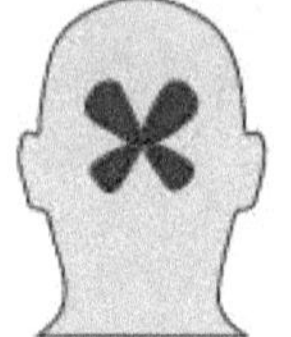
Sinus

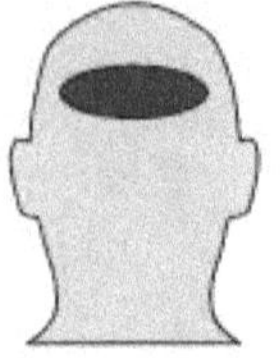
Tenasione

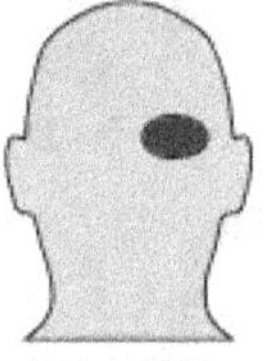
Grappolo

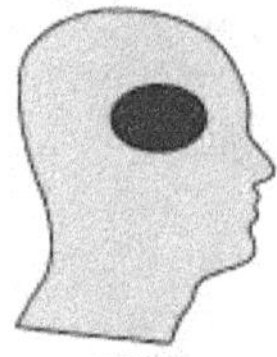
ATM

DATA:_________________   TEMPO [ ]:_________   _________

☼ ☐   ☁ ☐   ⛅ ☐   🌦 ☐   🌧 ☐   🌨 ☐   🌡 _________

Gravità del dolore

1	2	3	4	5	6	7	8	9	10

Grilletto

☐ Fame   ☐ L'insonnia

☐ Luci luminose   ☐ Malattia

☐ Caffè   ☐ Stanchezza

☐ Stress al lavoro   ☐ Odori/ Profumi

☐ Stress a casa   ☐ Movimento

☐ Pasti saltati   ☐ Affaticamento degli occhi

☐ Ansia   ☐ _________________

Misure di soccorso

Farmaci	
Acqua	
Dormire	
Esercizio	
Altro	
Altro	

Note: _______________________________

Libro di bordo dell'emicrania

Libro di bordo dell'emicrania

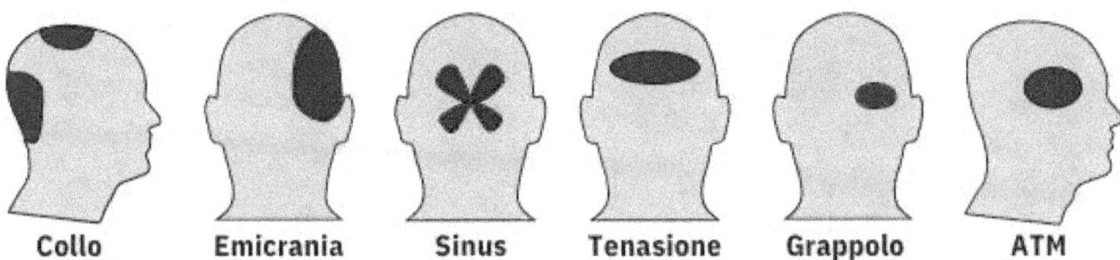

DATA:__________________   TEMPO [ ]:____________   ____________

☐   ☐   ☐   ☐   ☐   ☐   🌡 __________

Gravità del dolore

1	2	3	4	5	6	7	8	9	10

Grilletto

☐ Fame   ☐ L'insonnia

☐ Luci luminose   ☐ Malattia

☐ Caffè   ☐ Stanchezza

☐ Stress al lavoro   ☐ Odori/ Profumi

☐ Stress a casa   ☐ Movimento

☐ Pasti saltati   ☐ Affaticamento degli occhi

☐ Ansia   ☐ ____________

Misure di soccorso

Farmaci	
Acqua	
Dormire	
Esercizio	
Altro	
Altro	

Note: ____

Libro di bordo dell'emicrania

Libro di bordo dell'emicrania

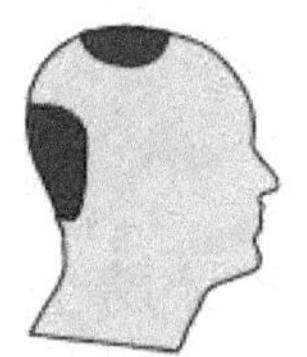 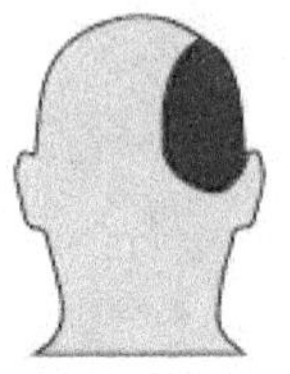 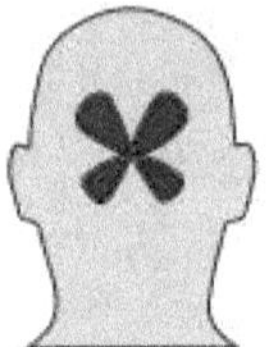 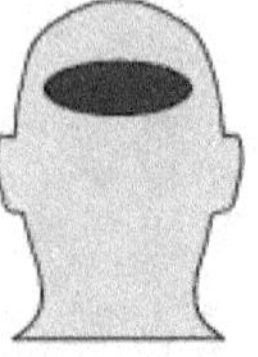 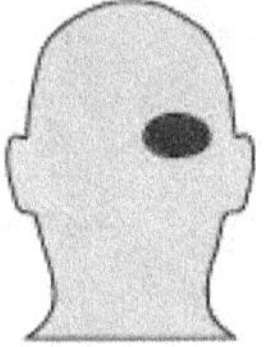 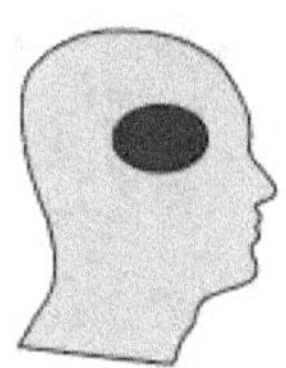

| Collo | Emicrania | Sinus | Tenasione | Grappolo | ATM |

DATA:______________ **TEMPO [ ]:**______________ ______________

☐ ☐ ☐ ☐ ☐ ☐ ______________

Gravità del dolore

| 1 | 2 | 3 | 4 | 5 | 6 | 7 | 8 | 9 | 10 |

Grilletto

☐ Fame	☐ L'insonnia
☐ Luci luminose	☐ Malattia
☐ Caffè	☐ Stanchezza
☐ Stress al lavoro	☐ Odori/ Profumi
☐ Stress a casa	☐ Movimento
☐ Pasti saltati	☐ Affaticamento degli occhi
☐ Ansia	☐ ______________

Misure di soccorso

Farmaci	
Acqua	
Dormire	
Esercizio	
Altro	
Altro	

Note: ______________

Libro di bordo dell'emicrania

Libro di bordo dell'emicrania

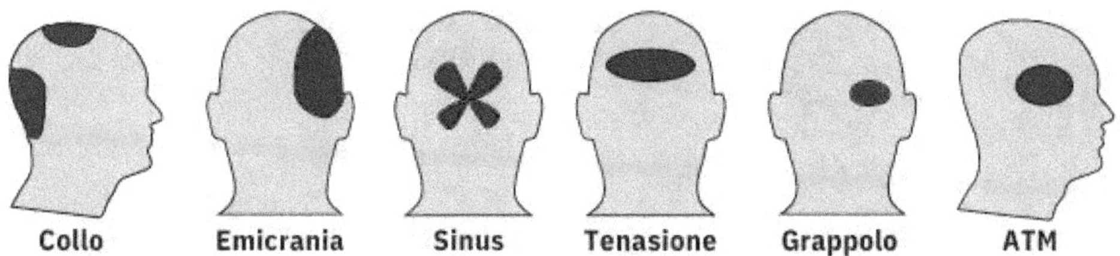

DATA:_______________   TEMPO [ ]:__________   __________

☐   ☐   ☐   ☐   ☐   ☐   🌡 __________

Gravità del dolore

1	2	3	4	5	6	7	8	9	10

Grilletto

☐ Fame
☐ Luci luminose
☐ Caffè
☐ Stress al lavoro
☐ Stress a casa
☐ Pasti saltati
☐ Ansia

☐ L'insonnia
☐ Malattia
☐ Stanchezza
☐ Odori/ Profumi
☐ Movimento
☐ Affaticamento degli occhi
☐ ________________

Misure di soccorso

Farmaci	
Acqua	
Dormire	
Esercizio	
Altro	
Altro	

Note: _______________

Libro di bordo dell'emicrania

Libro di bordo dell'emicrania

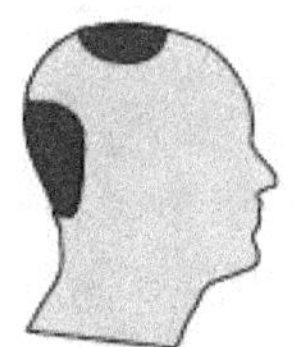 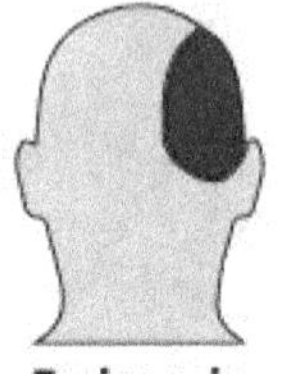 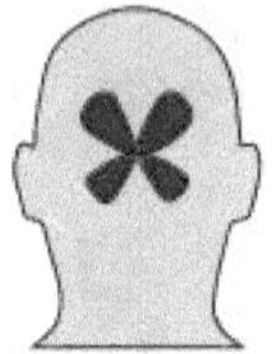 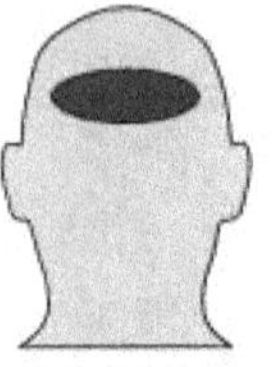 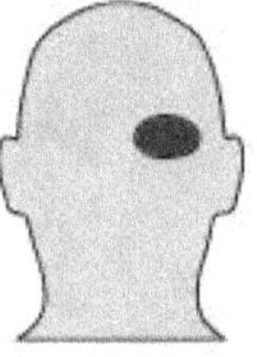 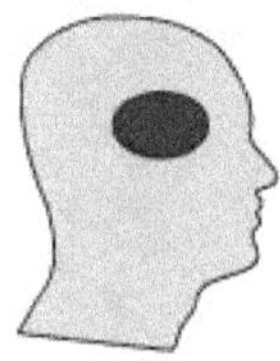

| Collo | Emicrania | Sinus | Tenasione | Grappolo | ATM |

DATA:__________   **TEMPO [ ]:**__________   __________

Gravità del dolore

1	2	3	4	5	6	7	8	9	10

Grilletto

- ☐ Fame
- ☐ Luci luminose
- ☐ Caffè
- ☐ Stress al lavoro
- ☐ Stress a casa
- ☐ Pasti saltati
- ☐ Ansia

- ☐ L'insonnia
- ☐ Malattia
- ☐ Stanchezza
- ☐ Odori/ Profumi
- ☐ Movimento
- ☐ Affaticamento degli occhi
- ☐ __________

Misure di soccorso

Farmaci	
Acqua	
Dormire	
Esercizio	
Altro	
Altro	

Note: ____

Libro di bordo dell'emicrania

Libro di bordo dell'emicrania

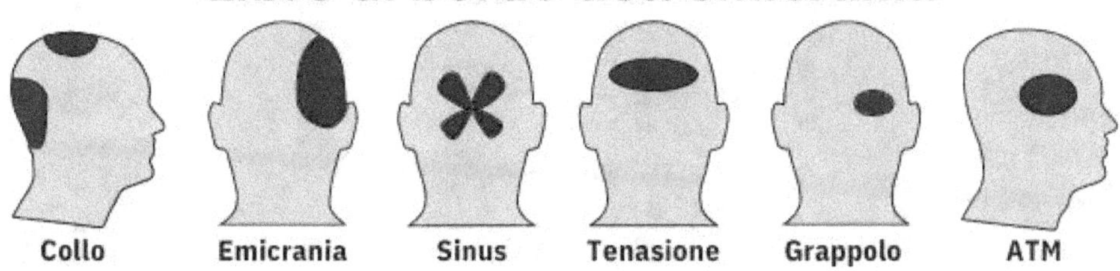

DATA:_______________   TEMPO [ ]:___________   ___________

□   □   □   □   □   □ | ___________

Gravità del dolore

1	2	3	4	5	6	7	8	9	10

Grilletto

□ Fame		□ L'insonnia
□ Luci luminose		□ Malattia
□ Caffè		□ Stanchezza
□ Stress al lavoro		□ Odori/ Profumi
□ Stress a casa		□ Movimento
□ Pasti saltati		□ Affaticamento degli occhi
□ Ansia		□ _______________

Misure di soccorso

Farmaci	
Acqua	
Dormire	
Esercizio	
Altro	
Altro	

Note: _______________________________

Libro di bordo dell'emicrania

Libro di bordo dell'emicrania

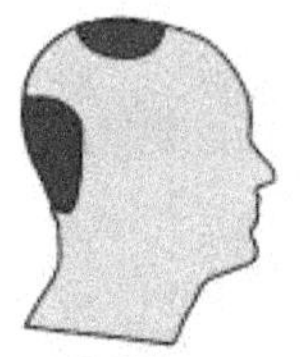
Collo
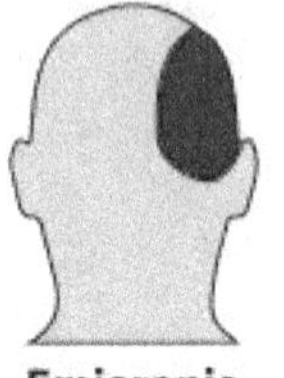
Emicrania
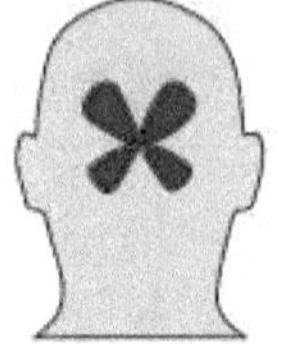
Sinus
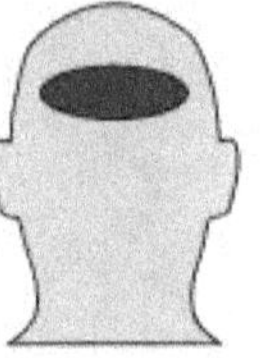
Tenasione
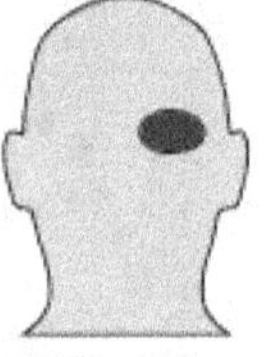
Grappolo
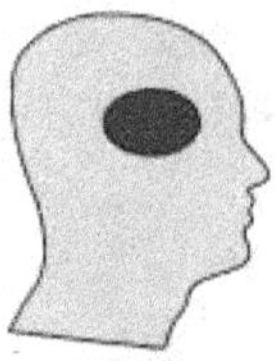
ATM

DATA: _______________   TEMPO [ ]: _____________   _____________

☐   ☐   ☐   ☐   ☐   ☐   🌡 _______

Gravità del dolore

1	2	3	4	5	6	7	8	9	10

Grilletto

☐ Fame	☐ L'insonnia
☐ Luci luminose	☐ Malattia
☐ Caffè	☐ Stanchezza
☐ Stress al lavoro	☐ Odori/ Profumi
☐ Stress a casa	☐ Movimento
☐ Pasti saltati	☐ Affaticamento degli occhi
☐ Ansia	☐ _______________

Misure di soccorso

Farmaci	
Acqua	
Dormire	
Esercizio	
Altro	
Altro	

Note: _______________

Libro di bordo dell'emicrania

Libro di bordo dell'emicrania

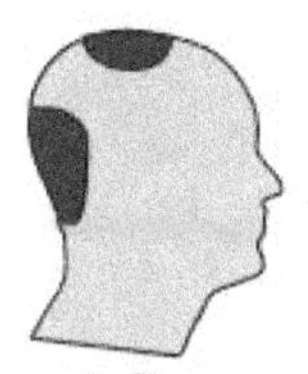
Collo

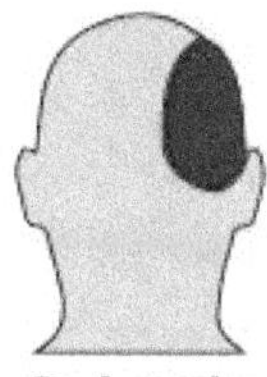
Emicrania

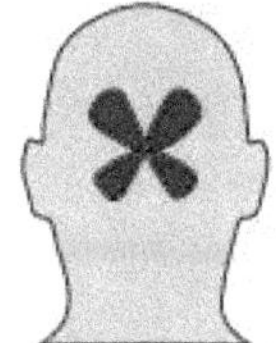
Sinus

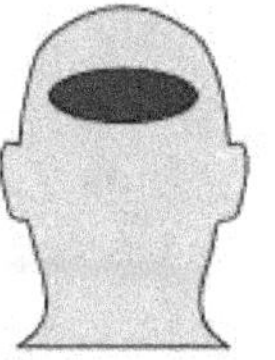
Tenasione

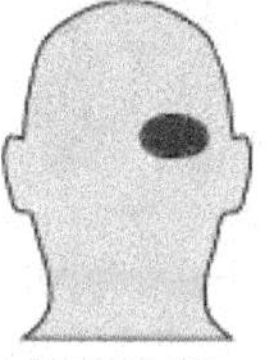
Grappolo

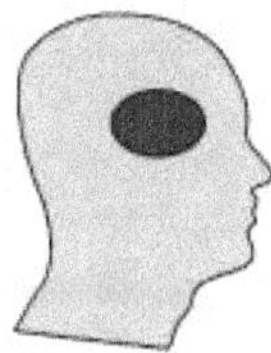
ATM

DATA: ___________________   **TEMPO [ ]:** ___________   ___________

☐ ☐ ☐ ☐ ☐ ☐

Gravità del dolore

1	2	3	4	5	6	7	8	9	10

Grilletto

☐ Fame	☐ L'insonnia
☐ Luci luminose	☐ Malattia
☐ Caffè	☐ Stanchezza
☐ Stress al lavoro	☐ Odori/ Profumi
☐ Stress a casa	☐ Movimento
☐ Pasti saltati	☐ Affaticamento degli occhi
☐ Ansia	☐ _______________

Misure di soccorso

Farmaci	
Acqua	
Dormire	
Esercizio	
Altro	
Altro	

Note: ___________________________________

Libro di bordo dell'emicrania

Libro di bordo dell'emicrania

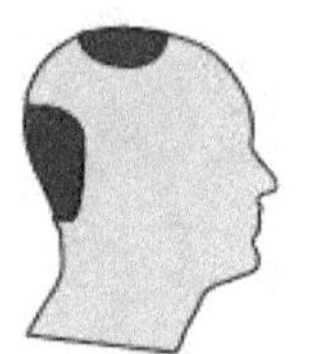 Collo
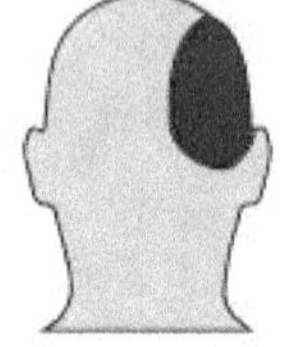 Emicrania
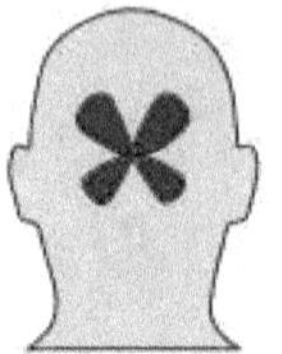 Sinus
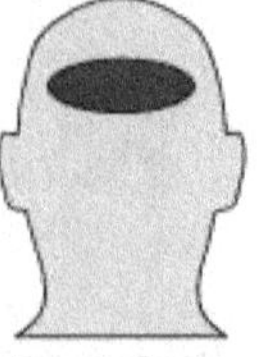 Tenasione
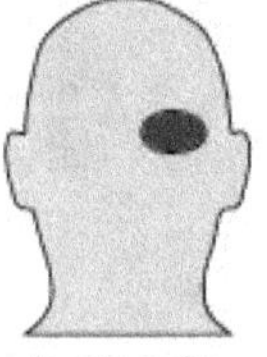 Grappolo
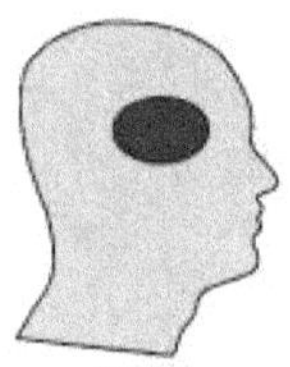 ATM

DATA:______________________ TEMPO [ ]:______________ ______________

Gravità del dolore

1	2	3	4	5	6	7	8	9	10

Grilletto

☐ Fame	☐ L'insonnia
☐ Luci luminose	☐ Malattia
☐ Caffè	☐ Stanchezza
☐ Stress al lavoro	☐ Odori/ Profumi
☐ Stress a casa	☐ Movimento
☐ Pasti saltati	☐ Affaticamento degli occhi
☐ Ansia	☐ ______________

Misure di soccorso

Farmaci	
Acqua	
Dormire	
Esercizio	
Altro	
Altro	

Note: ____

Libro di bordo dell'emicrania

Libro di bordo dell'emicrania

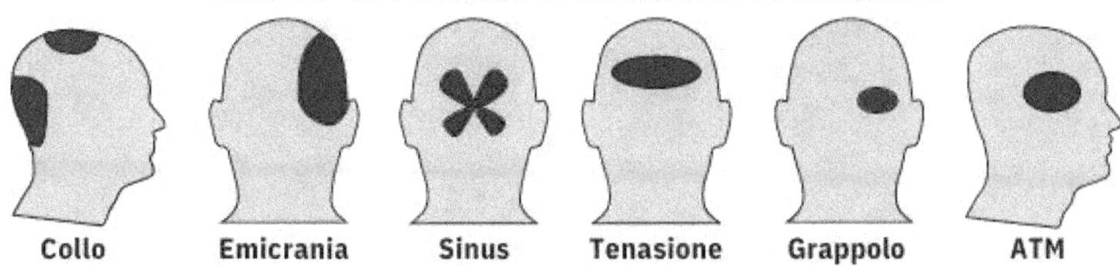

DATA:________________   TEMPO [ ]:__________   __________

☐ ☐ ☐ ☐ ☐ ☐   🌡️ __________

Gravità del dolore

1	2	3	4	5	6	7	8	9	10

Grilletto

☐ Fame　　　　　　　　　☐ L'insonnia

☐ Luci luminose　　　　　☐ Malattia

☐ Caffè　　　　　　　　　☐ Stanchezza

☐ Stress al lavoro　　　　☐ Odori/ Profumi

☐ Stress a casa　　　　　☐ Movimento

☐ Pasti saltati　　　　　　☐ Affaticamento degli occhi

☐ Ansia　　　　　　　　　☐ ________________

Misure di soccorso

Farmaci	
Acqua	
Dormire	
Esercizio	
Altro	
Altro	

Note: ________________________________

Libro di bordo dell'emicrania

Libro di bordo dell'emicrania

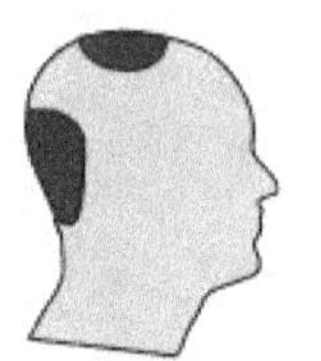 Collo
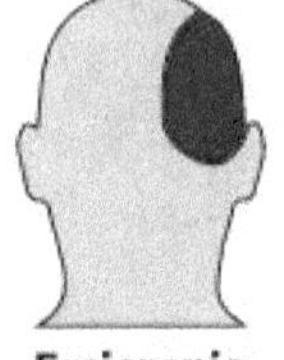 Emicrania
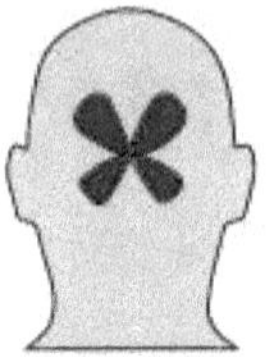 Sinus
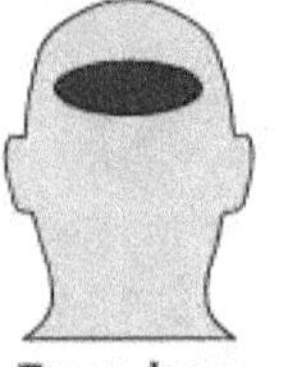 Tenasione
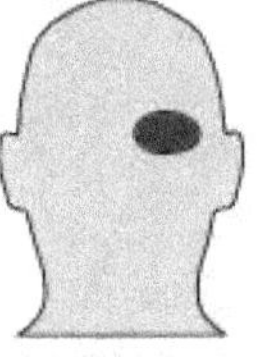 Grappolo
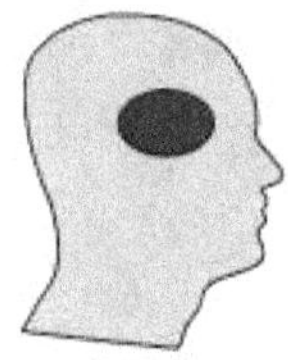 ATM

DATA:______________   TEMPO [ ]:__________ __________

Gravità del dolore

1	2	3	4	5	6	7	8	9	10

Grilletto

- ☐ Fame
- ☐ Luci luminose
- ☐ Caffè
- ☐ Stress al lavoro
- ☐ Stress a casa
- ☐ Pasti saltati
- ☐ Ansia
- ☐ L'insonnia
- ☐ Malattia
- ☐ Stanchezza
- ☐ Odori/ Profumi
- ☐ Movimento
- ☐ Affaticamento degli occhi
- ☐ ____________________

Misure di soccorso

Farmaci	
Acqua	
Dormire	
Esercizio	
Altro	
Altro	

Note: _________________________________

Libro di bordo dell'emicrania

Libro di bordo dell'emicrania

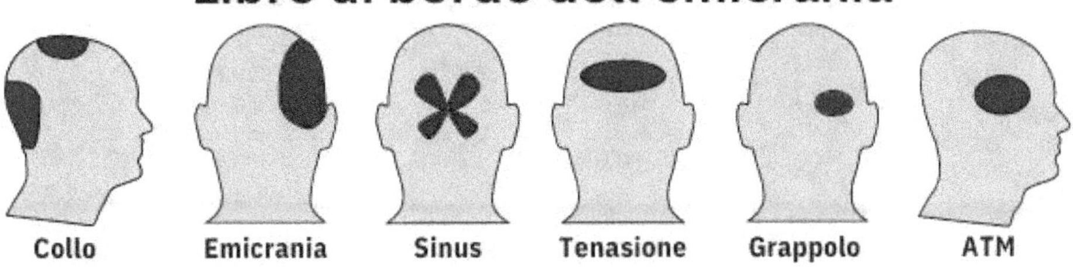

DATA:______________ TEMPO [ ]:__________ __________

☐ ☐ ☐ ☐ ☐ ☐ |

Gravità del dolore

1	2	3	4	5	6	7	8	9	10

Grilletto

☐ Fame	☐ L'insonnia
☐ Luci luminose	☐ Malattia
☐ Caffè	☐ Stanchezza
☐ Stress al lavoro	☐ Odori/ Profumi
☐ Stress a casa	☐ Movimento
☐ Pasti saltati	☐ Affaticamento degli occhi
☐ Ansia	☐ ______________

Misure di soccorso

Farmaci	
Acqua	
Dormire	
Esercizio	
Altro	
Altro	

Note: ______________________________________

Libro di bordo dell'emicrania

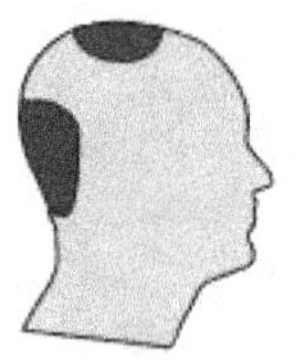 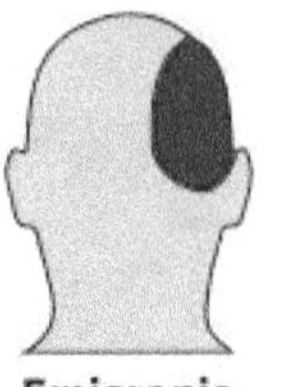 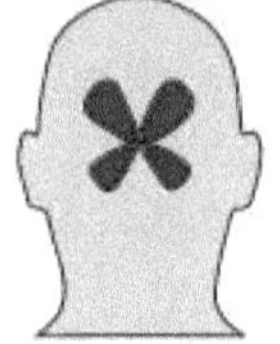 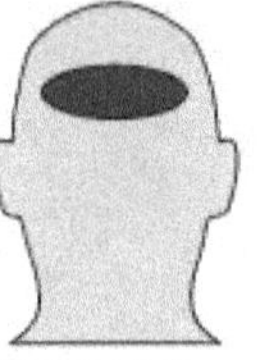 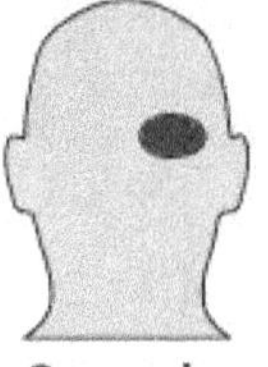 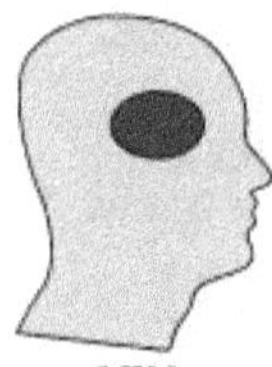

| Collo | Emicrania | Sinus | Tenasione | Grappolo | ATM |

DATA:___________________   **TEMPO [ ]:**___________   ___________

☀ ☐   ☁ ☐   🌤 ☐   🌦 ☐   ☁ ☐   🌨 ☐   🌡 ___________

Gravità del dolore

1	2	3	4	5	6	7	8	9	10

Grilletto

- ☐ Fame
- ☐ Luci luminose
- ☐ Caffè
- ☐ Stress al lavoro
- ☐ Stress a casa
- ☐ Pasti saltati
- ☐ Ansia
- ☐ L'insonnia
- ☐ Malattia
- ☐ Stanchezza
- ☐ Odori/ Profumi
- ☐ Movimento
- ☐ Affaticamento degli occhi
- ☐ ___________

Misure di soccorso

Farmaci	
Acqua	
Dormire	
Esercizio	
Altro	
Altro	

Note: ___________

Libro di bordo dell'emicrania

Libro di bordo dell'emicrania

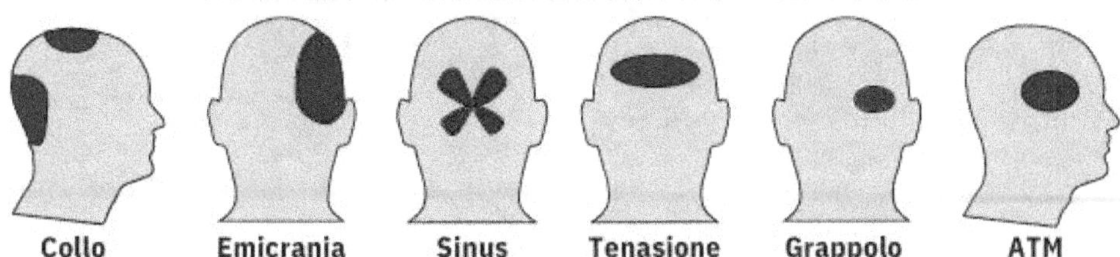

DATA:_____________________   TEMPO [ ]:___________   ___________

Gravità del dolore

1	2	3	4	5	6	7	8	9	10

Grilletto

☐ Fame	☐ L'insonnia
☐ Luci luminose	☐ Malattia
☐ Caffè	☐ Stanchezza
☐ Stress al lavoro	☐ Odori/ Profumi
☐ Stress a casa	☐ Movimento
☐ Pasti saltati	☐ Affaticamento degli occhi
☐ Ansia	☐ _____________

Misure di soccorso

Farmaci	
Acqua	
Dormire	
Esercizio	
Altro	
Altro	

Note: _______________

Libro di bordo dell'emicrania

Libro di bordo dell'emicrania

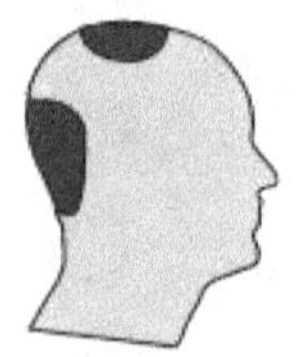 Collo 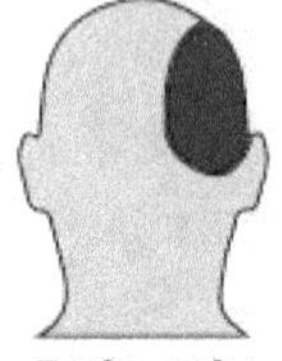 Emicrania 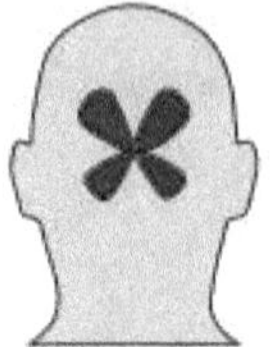 Sinus 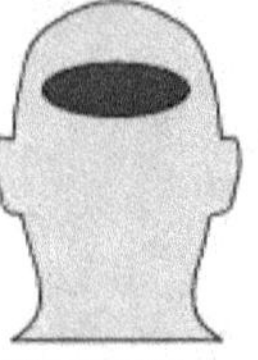 Tenasione 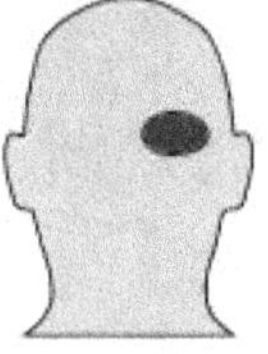 Grappolo ATM

DATA:________________   TEMPO [ ]:__________   __________

☐   ☐   ☐   ☐   ☐   ☐   ___________

Gravità del dolore

1	2	3	4	5	6	7	8	9	10

Grilletto

☐ Fame
☐ Luci luminose
☐ Caffè
☐ Stress al lavoro
☐ Stress a casa
☐ Pasti saltati
☐ Ansia

☐ L'insonnia
☐ Malattia
☐ Stanchezza
☐ Odori/ Profumi
☐ Movimento
☐ Affaticamento degli occhi
☐ ________________

Misure di soccorso

Farmaci	
Acqua	
Dormire	
Esercizio	
Altro	
Altro	

Note: ________________

Libro di bordo dell'emicrania

Libro di bordo dell'emicrania

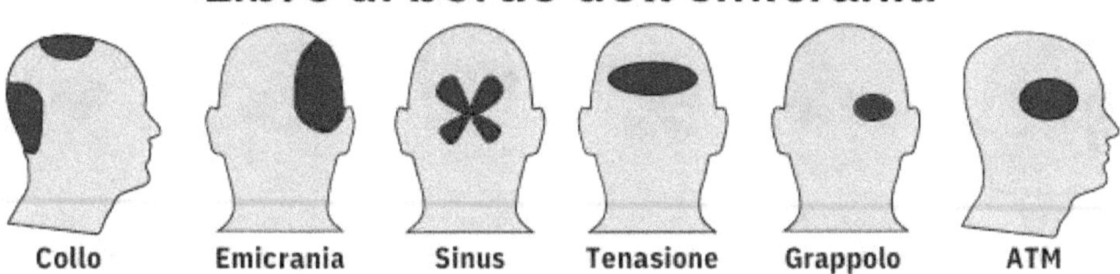

DATA:_____________   TEMPO [ ]:__________ __________

☐ ☐ ☐ ☐ ☐ ☐

Gravità del dolore

1	2	3	4	5	6	7	8	9	10

Grilletto

☐ Fame		☐ L'insonnia	
☐ Luci luminose		☐ Malattia	
☐ Caffè		☐ Stanchezza	
☐ Stress al lavoro		☐ Odori/ Profumi	
☐ Stress a casa		☐ Movimento	
☐ Pasti saltati		☐ Affaticamento degli occhi	
☐ Ansia		☐ ____________	

Misure di soccorso

Farmaci	
Acqua	
Dormire	
Esercizio	
Altro	
Altro	

Note:_____________

Libro di bordo dell'emicrania